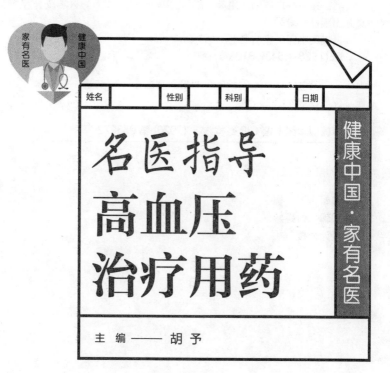

| 姓名 | | 性别 | | 科别 | | 日期 | |

名医指导
高血压
治疗用药

健康中国·家有名医

主编——胡予

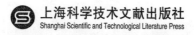

上海科学技术文献出版社
Shanghai Scientific and Technological Literature Press

图书在版编目（CIP）数据

名医指导高血压治疗用药 / 胡予主编 . —上海：上海科学技术
文献出版社，2020
　（健康中国·家有名医丛书）
　ISBN 978-7-5439-8106-5

　Ⅰ . ①名…　Ⅱ . ①胡… 　Ⅲ . ①高血压—用药法—普及读
物　Ⅳ . ① R544.105-49

　中国版本图书馆 CIP 数据核字（2020）第 053972 号

策划编辑：张　树
责任编辑：付婷婷
封面设计：樱　桃

名医指导高血压治疗用药
MINGYI ZHIDAO GAOXUEYA ZHILIAO YONGYAO
主编　胡　予
出版发行：上海科学技术文献出版社
地　　址：上海市长乐路 746 号
邮政编码：200040
经　　销：全国新华书店
印　　刷：常熟市人民印刷有限公司
开　　本：650×900　1/16
印　　张：14.5
字　　数：150 000
版　　次：2020 年 7 月第 1 版　2020 年 7 月第 1 次印刷
书　　号：ISBN 978-7-5439-8106-5
定　　价：35.00 元
http://www.sstlp.com

"健康中国·家有名医"丛书总主编简介

王 韬

  同济大学附属东方医院主任医师、教授、博士生导师，兼任上海交通大学媒体与传播学院健康与医学传播研究中心主任。创立了"达医晓护"医学传播智库和"智慧医典"健康教育大数据平台；提出了"医学传播学"的学科构想并成立"中国医学传播学教学联盟"。任中国科普作家协会医学科普创作专委会主任委员、应急安全与减灾科普专委会常务副主任委员、中华预防医学会灾难预防医学分会秘书长。全国创新争先奖、国家科技进步奖二等奖、上海市科技进步奖一等奖、中国科协"十大科学传播人物"获得者。"新冠"疫情期间担任赴武汉国家紧急医学救援队（上海）副领队。

李校堃

  微生物与生物技术药学专家，中国工程院院士，教授、博士生导师，温州医科大学党委副书记、校长、药学学科带头人，基因工程药物国家工程研究中心首席专家。于1992年毕业于白求恩医科大学，1996年获中山医科大学医学博士学位。2005年入选教育部新世纪优秀人才，2008年受聘为教育部"长江学者奖励计划"特聘教授，2014年入选"万人计划"第一批教学名师。长期致力于以成纤维细胞生长因子为代表的基因工程蛋白药物的基础研究、工程技术和新药研发、临床应用及转化医学研究，在国际上首次将成纤维细胞生长因子开发为临床药物。先后获得国家技术发明奖二等奖、国家科技进步奖二等奖等，发表论文200余篇。

本书编委会

总　序

健康是人生最宝贵的财富,然而疾病却是绕不开的话题。2020 年中国人民共同经历了一场战"疫",本应美如画卷的春天,被一场突如其来的疫情打破。这让更多人认识到健康的重要性,也激发了全社会健康意识的觉醒。

现代社会快节奏和高强度的生活方式,使我们常常处于亚健康状态。美食诱惑、运动不足、嗜好烟酒,往往导致肥胖,诱发高血压、高血脂、高血糖、高尿酸乃至冠心病、脑卒中,甚至损伤肺功能,造成肾功能衰退,而久病卧床又会造成肺炎、压疮、下肢血管栓塞等衍生疾病……凡此种种,严重影响人们的健康生活。

"经济要发展,健康要上去"是每个老百姓的追求,健康是人们最具普遍意义的美好生活需要。鉴于此,上海科学技术文献出版社策划出版了"健康中国·家有名医"丛书。丛书作者多为上海各三甲医院临床一线专科医生,遴选临床常见病、多发病,为广大读者提供一套随时可以查阅的医学科普读物。

如今,在国内抗"疫"获得阶段性胜利的情况下,全国各地逐渐复工复产,医务人员和出版人也在用自己的实际行动响应政府号召。上海科学技术文献出版社精心打造的这套丛书,为全社会健康保驾护航,让大众在疫情后期更加关注基础疾病的治疗,提高机体免疫力,在这场战"疫"取得全面胜利的道路上多占

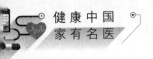

得一些先机，也希望人们可以早日恢复健康生活。

　　本丛书秉承上海科学技术文献出版社曾经出版的"挂号费"丛书理念，作为医学科普读物，为广大读者详细介绍了各类常见疾病发病情况，疾病的预防、治疗，生活中的饮食、调养，疾病之间的关系，治疗的误区，患者的日常注意事项等。其内容新颖、系统、实用，适合患者、患者家属及广大群众阅读，对医生临床实践也具有一定的参考价值。本丛书版式活泼大气、文字舒展，采用一问一答的形式，逻辑严密、条理清晰，方便阅读，也便于读者理解；行文深入浅出，对晦涩难懂的术语采用通俗表达，降低阅读门槛，方便读者获取有效信息，是可以反复阅读、随时查询的家庭读物，宛若一位指掌可取的"家庭医生"。

　　本丛书的创作团队，既是抗"疫"的战士，也是健康生活的大使。作为国家紧急医学救援队的一员，从武汉方舱医院返回上海的第一时间能够看到丛书及时出版，我甚是欣慰。衷心盼望丛书可以让大众更了解疾病、更重视健康、更懂得未病先防，为健康中国事业添砖加瓦。

王 韬

中国科普作家协会医学科普创作专委会主任委员

赴武汉国家紧急医学救援队（上海）副领队

2020 年 4 月 3 日于上海

目　录

名医指导高血压
治疗用药

患了高血压病可能会有的一些表现及危害

高血压病有哪些常见症状

高血压病的症状，往往因人、因病程长短而表现不一样。早期多无症状或症状不明显，偶尔因为体格检查或由于其他原因测血压时发现。其症状与血压升高程度并无一致的关系，这可能与神经功能失调有关。有些人血压不太高，症状却很多，而另一些患者血压虽然很高，但症状不明显。常见的症状如下。

（1）头晕。头晕为高血压最多见的症状，有些是一过性的，常在突然下蹲或起立时出现，有些是持续性的。头晕是患者的主要痛苦所在，其头部有持续性的沉闷不适感，严重地妨碍思考、影响工作，从而使患者对周围事物失去兴趣。

（2）头痛。头痛亦是高血压病常见症状，多为持续性钝痛或搏动性胀痛，甚至有炸裂样剧痛。常在早晨睡醒时发生，起床活动及饭后逐渐减轻。疼痛部位多在额部两旁的太阳穴和后脑勺。

（3）烦躁、心悸、失眠。高血压病患者性情多较急躁、遇事敏感、易激动。心悸、失眠较常见，失眠多为入睡困难或早醒、睡眠不实、噩梦纷纭、易惊醒。这与大脑皮质功能紊乱及自主神经功能失调有关。

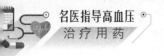
（4）肢体麻木。常见手指、足趾麻木或皮肤如蚁行感或颈背肌肉紧张、酸痛，部分患者常感手指不灵活。一般经过适当治疗后可以好转，但若肢体麻木较顽固，持续时间长，而且固定出现于某一肢体，并伴有肢体乏力、抽筋、跳痛时，应及时到医院就诊，预防中风发生。

（5）出血。较少见。由于高血压可致动脉硬化，使血管弹性减退，脆性增加，故容易破裂出血。其中以鼻出血多见，其次是结膜出血、眼底出血、脑出血等，据统计，在大量鼻出血的患者中，大约80％患高血压病。

综上所述，当患者出现头晕、头痛或上述其他症状时，都要考虑是否患了高血压病，应该及时测量血压。若已证实血压升高，则趁早治疗，坚持服药，避免病情进一步发展。

高血压是怎样危害人体的

高血压引起的最主要的病理改变是小动脉病变。早期阶段全身小动脉痉挛，长期反复的痉挛使小动脉出现硬化、管腔狭窄，最终造成脑、心、肾等重要器官的损害。

（1）对心脏的损害。由于血压长期维持在较高的水平上，左心室的阻力上升，长期处于超负荷状态，同时因其他神经体液因素的作用，心脏早期发生代偿性左心室肥厚。随着病情发展，左室腔扩大，最后可能发生心力衰竭及严重的心律失常。同时高血压损害冠状动脉血管，逐渐使冠状动脉发生粥样硬化，此时的冠状动脉狭窄,使供应的血液减少,会导致心绞痛、心肌梗死等。

(2) 对脑的损害。在长期的高血压作用下,脑部的小动脉会严重受损,脑动脉硬化、小动脉管壁发生病变,管壁增厚、管腔狭窄,容易形成脑血栓。微小血管堵塞,形成腔隙性梗死,可以导致脑萎缩,发展成为老年性痴呆。因为脑血管结构比较薄弱,在发生硬化时更为脆弱,容易在血压波动时出现痉挛,继而破裂导致脑出血。

(3) 对肾的损害。高血压病患者如果不控制血压,病情持续进展,5～10 年甚至更短的时间,可以出现轻、中度肾小动脉硬化。肾小动脉的硬化主要发生在入球小动脉。当肾入球小动脉因高血压而管腔变窄甚至闭塞的时候,会导致肾小球纤维化、肾小管萎缩等问题。最初是尿浓缩功能减退,表现就是夜尿多、尿常规检查有少量的蛋白尿,如肾小动脉硬化进一步发展,将出现大量的蛋白尿。体内排泄物受阻,尿素氮、肌酐大大升高,说明肾脏病变加重,全身性高血压发展,形成恶性循环,使血压上升,舒张压高达 130 mmHg 以上,最终发生尿毒症、肾功能衰竭。

(4) 视网膜。血压长期升高使得视网膜动脉发生痉挛、硬化,严重时可发生视网膜出血和渗出,以及视神经盘水肿,由此引起视力障碍。通过眼底镜检查观察视网膜动脉的病变程度,可以反映其他小动脉尤其脑部小动脉的变化。视网膜严重病变时,如视盘水肿,多标志心、脑、肾等靶器官已受损害。

(5) 动脉粥样硬化。长期血压升高可促进动脉粥样硬化的形成,高血压病患者患动脉粥样硬化是正常人的 4 倍。动脉粥样硬化引起的结果有二:一是堵塞动脉血管,导致相应器官缺血。

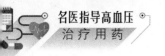

如下肢动脉粥样硬化斑块形成，可引起下肢动脉狭窄致下肢疼痛、间歇性跛行。二是斑块表面形成血栓，一旦脱落，可导致栓塞。如颈动脉斑块上的血栓脱落引起脑栓塞。

高血压有哪些并发症

并发症是指高血压病患者由于动脉压持续性升高，引发全身小动脉硬化，从而影响组织器官的血液供应，造成的各种严重后果。在高血压的各种并发症中，以心、脑、肾的并发症最为显著。

1. 脑血管意外

这是高血压最常见的并发症，民间俗称卒中或中风，致死、致残率高。60%的卒中与高血压直接相关，血压越高，中风的发生率越高。

（1）短暂性脑缺血发作（transient ischemic attack，TIA）。俗称小中风，指颈动脉系统或椎—基底动脉系统发生短暂性供血不足，引起脑功能短暂丧失，出现相应的症状和体征如眩晕、一侧肢体无力、瘫痪、感觉异常等，这些症状在 24 小时内可以完全缓解。

（2）脑梗死或脑血栓形成。脑部动脉血管发生堵塞，血流中断，使该血管支配的脑组织失去血流供应而坏死并产生相应的临床症状和体征，如偏瘫、偏身感觉障碍、偏盲、失语等。

（3）脑出血。脑动脉血管破裂出血，血液流入到脑组织中形成血肿,同时造成脑组织的坏死,出现头痛、呕吐、意识障碍、偏瘫、偏身感觉障碍、偏盲、失语等症状和体征,病情凶险。

2. 心脏并发症

(1) 高血压性心脏病或心力衰竭。血压长期升高引起左心室代偿性肥厚、扩张,形成了高血压性心脏病。高血压病起病数年或十余年后可出现高血压性心脏病的临床症状,最后可引起心力衰竭。早期表现为舒张功能障碍,晚期出现收缩功能障碍或全心衰竭。

(2) 冠心病。冠状动脉,即供应心脏血液的血管发生明显的粥样硬化性狭窄或阻塞,在此基础上合并痉挛、血栓形成引起冠状动脉部分或全部阻塞,造成冠状动脉供血不足或血流中断,心肌缺血或梗死时就导致了冠心病。包括心绞痛和心肌梗死。

(3) 心律失常。高血压病患者因左房扩大重构等原因可引起心律失常,以房性心律失常多见,如房性期前收缩、房颤等。

3. 肾功能不全

肾功能不全是指肾脏不能维持其基本功能,不能将体内的代谢废物排出,无法调节水盐平衡等,临床上表现为少尿、无尿和各系统受累。高血压并发肾功能衰竭约有10%。高血压与肾脏有着密切而复杂的关系,一方面,高血压会引起肾脏损害;另一方面肾脏损害加重高血压病。高血压与肾脏损害可相互影响,形成恶性循环。急骤发展的高血压可引起广泛的肾小动脉弥漫性病变,导致恶性肾小动脉硬化,从而迅速发展为尿毒症。

4. 大血管并发症

(1) 动脉粥样硬化:如下肢动脉粥样硬化斑块形成可造成下

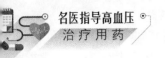

肢疼痛、跛行。

(2)主动脉夹层动脉瘤:这是高血压少见但严重的并发症。主动脉内膜破裂,高压血液由破口进入主动脉的壁内,将动脉壁分成两层,即夹层动脉瘤。患者表现为胸背部剧痛,而菲薄的动脉壁极易破裂而导致猝死。

高血压的危重症有哪些

高血压的危重症包括高血压危象、高血压脑病,表现为血压重度增高,可伴有靶器官明显损害,需要在几小时内降低血压以防止靶器官的进一步损害。

(1)高血压危象:在高血压的进程中,如果全身小动脉发生暂时性强烈痉挛,致使血压急骤上升而出现一系列临床症状时称高血压危象。常有诱因,如剧烈的情绪变化、精神创伤、寒冷刺激等。血压改变以收缩压明显升高为主,舒张压也可升高。患者可出现剧烈的头痛、头晕,亦可有恶心、呕吐、胸闷、心悸、气急、视力模糊,严重者可出现心绞痛、肺水肿、肾功能衰竭等。发作一般历时短暂,控制血压后,病情可迅速好转。在有效降压药物普遍使用的人群,此危象已很少发生。

(2)高血压脑病:高血压病患者,尤其伴有明显脑动脉硬化者,可出现脑部小动脉先持久而明显的痉挛,继之被动性或强制性扩张,出现急性的脑循环障碍导致脑水肿和颅内压增高从而出现了一系列临床表现,成为高血压脑病。发病时常先有血压突然升高,收缩压、舒张压均升高,以舒张压升高为主,患者出现剧烈头痛、头晕、恶心、呕吐,可有呼吸困难、视力障碍、抽搐、意识障碍,也可出现暂时性偏瘫、失语、偏身感觉障碍。发作短暂者历时数分钟,长者可数小时甚至数天。

高血压的一些常识

血压是如何形成的

血压是指血管内流动的血液对于单位面积血管壁的侧压力,即压强。血压有动脉血压、静脉血压、毛细血管压之分,我们通常所说的血压是指动脉血压。

血压的相对稳定是维持生命的重要条件,维持血压的相对稳定需要有正常的心脏泵血功能及动静脉管道系统的流通。血压是两种力量作用的结果,即左心室的收缩力与动脉系统的阻力。血压易受多种生理与病理因素的影响而发生波动。

血压有收缩压和舒张压之分。心脏收缩时,主动脉压急剧升高,在收缩中期达到最高值,此时的动脉血压值称为收缩压。心脏舒张时,主动脉压下降,在心脏舒张末期达到最低值,此时的动脉血压称为舒张压。收缩压与舒张压的差值为脉压。一般所说的血压是指主动脉压,由于在大动脉内血压降落很小,故通常将上臂测得的肱动脉压代表主动脉压。书写血压时通常收缩压写在舒张压前面。计量血压的单位一般用毫米汞柱(mmHg)或千帕(kPa)(1 mmHg=0.133 kPa, 7.5 mmHg=1 kPa)。如一个人的收缩压是 110 mmHg,舒张压是 70 mmHg,写作 110/70 mmHg。

正常血压是多少

正常成人血压范围：收缩压为 90～140 mmHg，舒张压为 60～90 mmHg。成年男子血压较女子稍高，老年时男女之间差别较小。血压水平随着年龄的增长会逐渐增高，以收缩压升高为明显，但 60 岁后舒张压多有逐渐下降趋势，导致脉压增大。另外，不同个体之间血压有较大差异。

理想血压：收缩压＜120 mmHg，舒张压＜80 mmHg。

正常人血压会发生波动吗

正常人血压呈明显的昼夜波动周期，表现为夜间血压最低，清晨起床活动后迅速升高。大多数人的血压在清晨 2～3 时最低，在上午 6～8 时及下午 4～6 时各有一个高峰，晚上 8 时后血压呈缓慢下降趋势。一般正常人每日血压波动在 20～30 mmHg 范围内。另外老年人动脉血压的上述周期波动现象更明显。

影响血压高低的因素有哪些

血压的高低不仅与心脏功能、血管阻力和血容量密切相关，

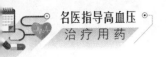

而且还受到神经、体液等因素的影响。年龄、季节、气候和职业的不同,血压值也会有所不同。运动、吃饭、情绪变化、大便等均会导致血压的升高,而休息、睡眠则会使血压下降。环境温度升高如洗温水浴等可使血压降低,而温度降低如冬天洗冷水浴等可使血压升高。

怎样正确测量血压

现在我们所广泛使用的血压测量方法是应用袖带来压迫血管的测压方法。充气时,一旦袖带内压力超过动脉收缩压,血管被压闭,血流被阻断,血管的远端就听不到动脉的搏动音。放气后,当袖带内压力低于动脉收缩压时血管开放,血流恢复,产生动脉搏动音,听到第一声动脉搏动音时的压力即为收缩压。继续放气,当袖带内压力低于舒张压时,血管完全通畅,血流不再被阻断,动脉的搏动音消失,此时的压力即为舒张压。儿童舒张压以动脉搏动音突然变小时的压力来确定比较准确。由于血压的测量受到许多外部因素的影响,因此正确测量血压需要做到以下几点。

(1) 选择合适的血压计:一般常用的是汞柱式水银血压计及电子血压计,《中国血压测量指南》(2011 年版)指出:对于医院诊室目前仍用台式水银血压计测量血压,有条件的可用上臂式医用电子血压计逐渐替代水银血压计。家庭血压测量推荐使用经国际标准认证的上臂式电子血压计,一般不推荐指式、手腕式电子血压计,但手腕式血压计在肥胖和经常出差人群中可以使用。

对于水银血压计和上臂式电子血压计而言,血压计的袖带气囊长度应能包裹上臂围的80%,宽度为上臂围的40%。如果袖带气囊太窄、太短,测得的血压值会偏高;太长和太宽的袖带气囊可引起血压低估。

(2)选择合适的测压环境:测量前患者应尽量放松,避免精神紧张,在安静、温度适当的环境里休息5～10分钟,避免在应激状态下如膀胱充盈或吸烟、寒冷、喝咖啡后测血压。

(3)选择正确的测压步骤:患者取坐位或仰卧位,露出上臂,手掌向上平伸,肘部位于心脏水平,上肢胳膊外展与身躯呈45°,袖带下缘与肘弯间距为2～3厘米。对于水银血压计而言,充气至肱动脉搏动消失后再加压30 mmHg,此时为最大充气水平。如果加压过高测得的收缩压将偏高。然后逐渐放气,速度为2 mmHg/s,第一听诊音为收缩压,搏动音消失时为舒张压。充气压迫的时间不宜过长,否则易造成血压升高的假象。对于上臂式电子血压计而言,测量开始时按下开始键,机器将自动加压,并逐步呈现数值,测量过程中保持安静,放松身体,测量过程中不要说话、移动身体,测量结束后,液晶屏幕上将显示此次测量的数值。血压测量一般取右上肢。每次应间隔1分钟重复测量2～3次,取测得血压值的平均值。

血压测量发生误差的常见原因是什么

测量血压虽是一项较简单的技术,但是如果操作不规范,所

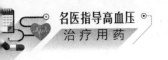

测血压数值与实际血压相比也常出现误差,不能客观真实地反映患者的血压情况。那么,造成血压误差的常见原因有哪些呢?

(1) 测量血压缺乏耐心。按世界卫生组织专家的建议,测量血压前应让患者先休息几分钟,然后再测量。而且隔几分钟后再复测血压,如此反复 2～3 次,才能确定可供临床参考的血压值。

(2) 偏离听诊点太远。许多测压者在捆好袖带后,并不是仔细触摸动脉最强搏动点,然后再放听诊器头,而是估摸着找个听诊位置。因为偏离听诊点,听到的血压变音和由此做出的诊断,就难免会出误差。

(3) 袖带减压过快。按规定应在阻断血流听不到动脉搏动音后,再缓缓放气减压,使水银柱徐徐下降。若放气减压太快,使水银柱迅速下降,判断误差可达 6～8 mmHg。

左右手测出的血压一样吗? 左右手血压测量大多数人是不同的,一般右上肢血压高于左上肢,相差 5～10 mmHg,所以平常血压测量一般取右上肢。如果双上肢血压相差＞10 mmHg,就需注意有无动脉系统疾病。

高血压在中国的流行情况怎样

世界各地的高血压病患病率不尽相同,欧美等国家较亚非国家高,发达国家较发展中国家高,据世界卫生组织 MONICA 方案的调查材料,欧美国家成人(35～64 岁)的高血压病患病率在 20％以上,同一国家不同种族间患病率也有差别,如美国黑人的高血压患病率约为白人的两倍。

中国高血压病的发病率不如西方国家高,但却呈升高趋势。如以血压高于 140/90 mmHg 为标准统计 15 岁以上人群高血压的患病率,1991 年全国的平均患病率为 11.88％;2002 年全国的平均患病率则达到了 18.8％,患病人数达到 1.6 亿人;而据 2006年中国心血管病年度报告,中国高血压的发病人数已升高至 2.0亿人。以北京地区为例,2011 年度发布的《北京市卫生与人群健康状况报告》显示,北京市 18 岁至 79 岁常住人口的高血压患病率约为 33.8％。中国各省市高血压患病率相差较大:东北、华北地区高于西南、东南地区;东部地区高于西部地区。差异的原因可能与人群盐摄入量、肥胖者的比例不同及气候等因素有关。近年来农村的患病率也在上升,"城乡差别"明显减少。更令人担忧的是,高血压患病率的增加趋势,年轻人群比老年人更明显,35～44 岁人群高血压患病增长率男性为 74％,女性为 62％。但中国高血压治疗状况却不能令人满意,受检对象高血压的知晓率、治疗率和控制率均较低。高血压的防治任务在中国还是很艰巨的。

高血压的发生与哪些因素有关

是什么原因引起了高血压? 虽然相关研究进行了很多,但至今还没有得出学界公认的结论。不过研究者普遍认为,遗传

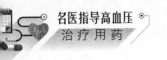

因素是一个很重要的原因,并且和体重、营养、精神和心理及生活环境等因素息息相关。

(1) 遗传因素。遗传基因被认为是引发高血压的一个重要原因。在同一家庭高血压病患者集中出现,不是因为他们有共同的生活方式,主要是因为有遗传因素存在。有研究发现,如果父母一方有高血压,其子女患高血压的概率就增加到 28%;如果父母均有高血压,则子女患高血压的概率就增加到 46%。

需要注意的是,有高血压遗传基因,并不一定就会患上高血压。即使先天性遗传,如果有良好的外在环境,高血压的发作也能够得到抑制,发病时间也会推后。相反,如果没有高血压遗传,但外在环境不佳,也会引起高血压。

(2) 体重因素。体重与血压有高度的相关性。有关资料显示,超重、肥胖者高血压患病率较体重正常者要高 2~3 倍。有研究也证明,在一个时期内体重增长快的个体,其血压增长也快。

(3) 营养因素。比较多的研究认为,过多的钠盐、饮酒过量(按国外的标准指每日超过 30 ml 酒精,相当于 600 ml 啤酒、200 ml 葡萄酒)、饮食中过多的脂肪摄入可使血压升高,含咖啡因的饮料亦可引起血压升高,而饮食中有充足的钾、钙、优质蛋白质则可防止血压升高。

(4) 吸烟。现已证明吸烟是冠心病的三大危险因素之一。由于吸烟会使维生素 B_1、维生素 B_{12}、叶酸水平下降,而这几种物质都参与了血液中同型半胱氨酸的代谢,后者有研究表明对血管是有益处的。因此吸烟可加速动脉粥样硬化,引起血压升高。另外吸烟者易患恶性高血压,而且香烟中的尼古丁还会影响降压药的疗效,所以,在防治高血压的过程中,应大力宣传戒烟。

(5)精神和心理因素。调查发现从事紧张度高的职业,如司机、售票员,其高血压的患病率高达11.3%左右;其次是电话员、会计、统计人员,其患病率达10.2%。这些数据说明高血压病容易在从事注意力高度集中、精神紧张又缺少体力活动者中发生。

身心紧张时会出现"短期的压力",此时会引起血压暂时升高,待压力解除后血压就会恢复到原来的状态,但是如果精神持续紧张,则血压上升后就不会下降,从而引发高血压疾病。

另有观察发现,A型性格的人患高血压的概率高,这类人事业心强、争强好胜,有过度的时间紧迫感,经常处于紧张和压力中。而B型性格的人则相反,其患高血压的机会也相对较少。因此在日常生活及工作中,我们应该注意调节自己的身心健康,做到劳逸结合。

(6)性别与年龄。女性在更年期前,患高血压的比例较男性略低,但在更年期后则与男性患病率无明显差别,甚至高于男性。而随着年龄的增长,高血压的发病率亦升高,就总人群来说,年龄每增加10岁,高血压发病的相对危险性增加29.3%～42.5%。

(7)环境因素。环境因素也会引起高血压,但往往容易被忽视。研究发现,长期接触噪音的人,人体的去甲肾上腺素分泌会增多,会使心率加快、血压升高。

气候变化也会影响血压,当气候变冷时,寒冷刺激会使患者交感神经异常兴奋,引起肾上腺素及去甲肾上腺素释放增加,从而导致血压上升。另外气候变化引起的血压波动会引起高血压

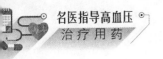
的并发症如脑出血、心肌梗死等增多。

高血压易伴随哪些疾病

　　高血压病患者常易伴随肥胖、糖尿病、脂代谢紊乱、冠心病、脑血管意外等疾病,他们在患者病程中相互影响,共同影响患者病程的进展。他们之间是怎样的关系呢?

　　(1) 肥胖与高血压。目前常用体重指数(body mass index, BMI)来反映机体的肥胖程度,其计算公式为:BMI=体重/身高的平方(kg/m²)。在中国成人超重和肥胖诊断标准为:当BMI≥24 kg/m²时为超重,BMI≥28 kg/m²时为肥胖。需要注意的是,有一部分人BMI值不高,但腹部脂肪堆积,当男性腰围≥85 cm,女性腰围≥80 cm时就需考虑为腹型肥胖。

　　多年来许多学者进行了大量的调查研究,结果发现胖人患高血压病的概率较瘦人患高血压病多2～3倍。他们还发现不论在儿童或成年人,也不论在发达或不发达国家,体重或体重指数均与血压呈显著正相关,与腰围和臀围的比例亦呈正相关。有可靠的前瞻性研究已经证明,一个时期内体重增加快的个体,其血压增高也快。体重影响血压的机理目前尚不十分清楚,有学者认为肥胖时往往有高胰岛素血症,它可导致钠潴留。肥胖者往往进食热量过高,过多的碳水化合物可引起交感神经兴奋,激活体内肾素血管紧张素系统(renin-angiotensinsystem, RAS),导致血压升高。减轻体重有利于降低血浆中去甲肾上腺素及肾上腺素水平,降低 RAS 活力,利于降低血压。所以,从防治高血压的角度看,必须提倡合理饮食和适当运动,防止饮食中摄入的总热量超过机体的消耗热量,否则将导致肥胖而发生高血压。

（2）高血压与糖尿病。与非糖尿病患者相比,糖尿病患者发生高血压的比率要高出 1.5～2 倍。糖尿病合并高血压对心、脑、肾损害程度远大于单纯原发性高血压或单纯糖尿病患者。因此,1999 年世界卫生组织国际高血压学会关于高血压的处理指南规定:凡是有糖尿病的高血压病患者都定为高危或极高危人群,一经发现,立即服用降压药物治疗,使血压控制在理想水平。

（3）高血压与脂代谢紊乱。通过临床观察发现,高血压病患者常常伴有脂质代谢紊乱,血脂较高。而许多高胆固醇血症患者在患病一段时间后也常常被测出血压升高。可以说,高血压和高脂血症就像一对同胞兄弟,形影不离。高血压和脂代谢紊乱同属心血管疾病的重要危险因素。两者并存时,心血管疾病的发病率远较仅有一项者更高,应引起重视,早日积极接受治疗。

（4）高血压与冠心病。冠心病是危害人类健康的最主要疾病之一,它是由于各种有害因素损伤冠状动脉内皮细胞,造成冠状动脉粥样硬化,进一步导致血管狭窄甚至闭塞,临床上出现心绞痛、心肌梗死甚至猝死。高血压、脂代谢紊乱、糖尿病、吸烟是冠心病的四大元凶。高血压是冠心病的独立危险因子:大量研究表明,高血压可以损伤动脉内皮而引起动脉粥样硬化,并加速动脉粥样硬化过程。血压水平越高,动脉硬化程度越重,死于冠心病的危险性就越高。据上海、北京等地的调查,冠心病患者当

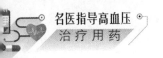

中 62.9％～93.6％有高血压病史。因此,良好地控制高血压可以预防冠心病,减少冠心病发作并可阻止意外事件发生。

(5) 高血压与脑血管意外。高血压与脑血管意外的关系已被不少流行病学研究证实,高血压是脑血管意外的一个重要的、独立的危险因素。据统计,在卒中患者中,有高血压病史的比没有高血压病史的多 4～7 倍。患者有了高血压不治疗,或者断断续续的治疗,导致血压没有好好控制,都容易引起脑血管意外。所以,防治高血压是预防脑血管意外的关键。

但血压不高的老年人同样会发生脑血管意外。有的老年人,有动脉粥样硬化,但是血压不高。这时,如果出现血黏度升高、血流缓慢、脱水血液浓缩等因素,同样可以使脑血管内血流不通畅,使血液在血管内形成血栓,造成脑梗死。所以那些血压不高的老年人也不要麻痹大意,以为血压不高就不会有脑血管意外。还是需要查查有没有引起动脉粥样硬化的危险因素,对不利因素应及时进行纠正。

(6) 高血压与肾脏疾病。高血压可以引起冠心病,引发脑血管意外,这些已成为常识。但高血压与肾脏疾病的关系,可能大部分人就不知晓了。其实,两者关系密切。

肾脏疾病也是高血压的一个重要病因,有 90％的肾功能衰竭患者合并有高血压,两者互为因果。肾脏疾病引起高血压的原因和机制有很多,人们对其机制的解释一般有两种:一是肾素分泌增加,造成血管收缩,引起血压升高。二是因肾脏不能排出多余的水钠,造成血容量过多,引起水肿和高血压。

高血压病也会引起肾脏损害,绝大多数高血压病患者都可发生不同程度地肾脏改变,引起肾小球硬化、肾小管萎缩,临床上出现蛋白尿、肾功能不全,晚期则会出现尿毒症。而肾脏出现损害,反过来又可以影响血压,引起血压升高,如此恶性循环。

高血压主要会损害哪些靶器官

高血压不仅是一个独立的疾病,而且是引起冠心病、卒中、肾功能衰竭等疾病的主要危险因素。国外研究显示,高血压病患者如果不接受任何治疗,几年后就会引起全身多个组织器官不同程度的损害,即靶器官损害,如心、脑、肾、大血管、眼等,其中最常见的是高血压在心、脑、肾引起的损害。

高血压如何损害心脏

1. 高血压与心肌缺血密切相关

高血压对心脏血管的损害主要是冠状动脉血管,长期的高血压使冠状动脉发生粥样硬化,冠状动脉狭窄,使供应心肌的血液减少,称之为冠心病,或称缺血性心脏病。舒张压长期升高 5~6 mmHg,患冠心病的危险会增加 25%;若再合并有高脂血症、糖尿病,肥胖,吸烟等危险因素,就更容易促进冠状动脉内粥样硬化斑块的发生、发展。当斑块侵占血管腔阻碍血流引起心肌缺血时,患者就会出现心绞痛或心肌梗死。除此以外,长期

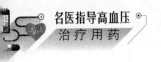

的高血压还会引起心肌和心室壁中的小冠状血管及毛细血管发生病理变化,表现为小动脉中层平滑肌细胞增殖和纤维化,管壁增厚和管腔狭窄,也容易造成心肌缺血。

2. 高血压与心力衰竭密切相关

泵血是心脏最重要的功能。心脏收缩时心肌细胞缩短、心室容积缩小、心腔内压力升高,当压力超过主动脉压时主动脉瓣打开,血液进入主动脉,并经主动脉及其分支流向全身。当存在高血压时,动脉压升高,心脏要达到和原来一样的泵血效果必须加强收缩,使心腔内部压力升得更高,以超过主动脉压而完成泵血。这就增加了左心室的负担,久而久之,这种高强度负荷使心脏的结构和功能发生改变,使左室壁逐渐增厚、左心室逐渐扩张,心脏重量增加,体积增大,形成了高血压性心脏病。最终,心脏不堪重负、"筋疲力尽"而发生心力衰竭,导致排血减少。有研究表明,引起心力衰竭最主要的病因就是高血压。

高血压如何损害脑

高血压对脑的危害主要是影响脑动脉血管。

(1) 高血压损害脑血管对血压波动的适应,代偿功能受损。正常人当血压在一定范围内升降时,脑血管可发生代偿性舒张、收缩变化,使脑供血量基本不变。若代偿功能受损,血压一旦下降较多、较快,就会因脑血管扩张不足而引起脑缺血甚至脑梗死。

(2) 高血压促使脑动脉粥样硬化,可并发脑血栓的形成,导致脑梗死。长期高血压促使脑动脉内膜下形成粥样硬化斑块并凸入管腔内,阻碍血流,导致脑缺血。这时如血压降得过低、过快,也会加重脑缺血甚至引起脑梗死。若粥样斑块破裂,在破溃处会迅速形成血栓。如果该血栓把管腔完全堵塞,造成血流中断,那么由该血管供血的脑组织就会发生坏死,即脑血栓形成并引起脑梗死。若血栓不大未造成血管闭塞,但可因血流冲击而使血栓脱落、飘流到小血管,将其堵塞而造成脑坏死,即血栓栓塞引起脑梗死。

(3)高血压损害脑血管壁形成小动脉瘤,破裂后导致脑出血。长期的高血压使脑血管发生缺血与变性,容易形成向外膨出的小动脉瘤,一旦脑动脉瘤破裂,就会引起脑出血。脑出血是晚期高血压病最常见的并发症。脑出血的病变部位、出血量的多少和紧急处理情况对患者的预后关系极大,一般病死率较高,即使是幸存者也会遗留偏瘫或失语等后遗症。

(4)高血压促使脑小动脉闭塞,引起腔隙性脑梗死。长期的高血压引起脑小动脉硬化,管壁呈玻璃样改变,管腔严重狭窄,常促使脑小动脉发生闭塞性病变,造成局部的小块脑组织梗死,称之为腔隙性脑梗死。

(5)急性高血压可引起高血压脑病。当血压急剧升高时可造成脑膜及脑细小动脉持久性痉挛,使流入毛细血管的血流量减少,导致缺血和毛细血管通透性增高,血液内水分外渗增加,可导致脑水肿和颅内压增高,引起高血压脑病。

(6)短时间的脑血管痉挛或极小的血栓栓塞可导致短暂性脑缺血发作,表现为短暂失语、失明、肢体活动失灵等。

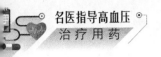
　　(7) 长时间的慢性脑缺血、反复发生的出血性或缺血性脑损伤及脑坏死,可引起记忆力、认知力等与智能有关的功能全面衰退,导致血管性痴呆。

高血压如何损害肾脏

　　高血压持续存在5～10年后,肾小血管常发生改变。肾小球入球动脉硬化导致血管狭窄、肾缺血,使负责制造和排泄尿液的肾小球硬化,肾小管萎缩、消失并以纤维组织代之。同时高血压使得血管内血液压力增高,可使得蛋白漏出,蛋白一旦漏出会对肾脏的滤网系统造成破坏,造成恶性循环。

　　长期患高血压后,由于肾小球、肾小管长期持续受损,患者的肾功能开始减退,早期表现为血肌酐轻度升高,逐渐过渡至中、晚期,表现为氮质血症(血肌酐升得更高)和尿毒症,即严重肾功能衰竭,最终只好借助血液透析维持生命。若同时还合并有糖尿病、血脂代谢紊乱、高尿酸血症,上述病变进程将明显加快。因此,有效的降压治疗有助于减少肾小球硬化、延缓肾功能恶化。

高血压如何损害大血管

　　长期高血压作用下,大血管往往发生以下变化。

　　(1) 动脉管壁增厚,硬化甚至钙化,管壁中的弹性纤维破坏、减少,而胶原纤维显著增多,导致动脉弹性降低,硬度增加,脉压(高压与低压之差)增大。

(2)动脉管腔扩大,大动脉高度扩张时甚至可形成动脉瘤,一旦破裂会造成生命危险。

(3)在动脉内膜下形成粥样硬化斑块。可产生两方面影响。常见的是斑块堵塞已经发生狭窄的动脉血管,引起相应器官缺血,如发生在下肢动脉,可引起走路时腿疼、皮肤温度低、出现难愈合的溃疡等;另外斑块表面可形成血栓,一旦脱落会引起远端血管栓塞,如颈动脉斑块上的血栓脱落引起的脑栓塞。

(4)大动脉内膜破裂,血液由破口进入大动脉的壁内,将动脉壁分成两层,即夹层动脉瘤。如胸主动脉内膜破裂后形成胸主动脉瘤,可引起患者的胸、背部剧痛,且瘤壁与普通动脉瘤相比更薄,极易破裂而导致猝死。

高血压如何损害眼睛

持续高血压会引起视网膜动脉收缩变细、反光增强,时间久了可发生视网膜中央动脉与其他主干动脉粥样硬化、小动脉中层肥厚与内膜玻璃样变,造成血管狭窄甚至闭塞,导致视网膜组织缺血。在高血压病后期血压显著升高时,全身小动脉包括视网膜小动脉强烈收缩,导致视网膜毛细血管网严重缺血、缺氧,通透性增加,造成眼底出血、渗出,视神经盘水肿等高血压性视网膜病变,由此引起视力障碍。

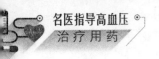

　　眼底血管是脑血管和全身血管的一部分,故眼底血管病变的轻重可间接反映高血压引起全身血管病变的严重程度,特别是脑血管。研究表明,高血压病患者中眼底改变的严重度与高血压性心、肾损害及病死率呈正相关。由于眼底血管是人体器官中唯一可以直接看到的血管,医生通过观察眼底,可以发现高血压对身体其他靶器官损害的严重程度。所以,高血压病患者定期检查眼底很重要。

高血压的检查和诊断

高血压病患者需要进行哪些检查

实验室检查可以帮助诊断原发性高血压病,并且可以了解器官的功能状态,有利于治疗时正确选择药物。高血压病患者需要进行下列这些检查。

(1) 心电图。心电图检查的目的,是为了检查是否有高血压引起的心脏并发症,可以了解有无心律失常和左心室肥厚,有无合并冠心病等。

(2) 超声心动图。是诊断左心室肥厚最敏感、可靠的手段。同时超声心动图可以观察其他心脏腔室、瓣膜和主动脉根部的情况,并且可以做心功能测定。

(3) 胸部 X 线。可判断有无主动脉扩张、延长或缩窄,观察心脏有无增大、肺部有无心衰表现。

(4) 尿常规及肾功能。检查尿蛋白、尿红细胞、血肌酐、血尿素氮水平,可以了解有无早期肾脏损害,高血压是否由肾脏病引起。

(5) 眼底检查。观察眼底动脉硬化程度,可以反映其他小动脉尤其脑部小动脉的变化。例如,视网膜小动脉普遍或局部狭窄表示小动脉中度受损;视网膜出血或渗血,或发生了视盘水

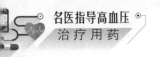

肿,提示血管损伤严重。

(6) 24 小时动态血压。此项检查可以提供日常生活状态下 24 小时期间的血压,能比较客观地反映血压的实际情况,并且可以观察昼夜血压变化,有助于高血压诊断,并可对高血压的类型做出判断。约 80％高血压病患者的动态血压曲线呈勺形,即血压白天高夜间低。小部分患者血压昼夜均高,血压曲线呈非勺形变化,此种高血压类型可能对靶器官影响更大。另外动态血压可以用来判断降压药物的疗效和安全性。

24 小时动态血压正常上限值。24 小时动态血压平均血压＜130/80 mmHg,白天平均血压＜135/85 mmHg,夜晚平均血压＜120/70 mmHg,夜间血压下降率需达 10％～15％。

(7) 其他检查。还可以检查血糖、血脂及血尿酸水平了解有无伴随疾病。对于怀疑继发性高血压者需进行相应检查。

高血压诊断步骤有哪些

高血压病的诊断应该包括以下内容。

(1) 确诊高血压,即血压是否确实高于正常。判定高血压分级。

(2) 分辨高血压类型,排除或明确"继发性高血压"。尽管只有约 10％的高血压病患者可能有原因,医生通常也要尽力去找寻,尤其是年轻的高血压病患者。

(3) 分析患者有无其他危险因素,如血脂异常、糖尿病、肥胖、吸烟、饮酒、家族史等。

（4）了解高血压对重要脏器，特别是对心、脑、肾、血管、眼底的影响。

高血压的定义和诊断标准是什么

高血压是指动脉血压超过正常值的异常情况。《中国高血压防治指南》(2010 年修正版)公布的血压标准：如果成人收缩压≥140 mmHg 和(或)舒张压≥90 mmHg 即为高血压病。

高血压诊断标准：不在同一天，间隔 2 周，3 次在诊所或医院测得的收缩压≥140 mmHg，和(或)舒张压≥90 mmHg 者，可诊断为高血压病。

单纯收缩期高血压：收缩压≥140 mmHg，和舒张压＜90 mmHg。老年人多见。

需要注意的是，高血压病的诊断不仅是指未服降压药物的情况下，血压达到上述标准；那些过去诊断为高血压病的患者，在服用降压药物后，即使血压低于上述标准，亦是高血压病。

什么是血压正常高值

正常高值(高血压前期)是指收缩压在 120～139 mmHg，和(或)舒张压在 80～89 mmHg，即从理想血压到确诊高血压病的

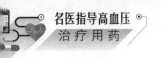
过渡阶段。

正常高值(高血压前期)这一概念的提出,对于早期识别心血管高危人群具有重要价值。众多国内外流行病学资料表明,当血压≥115/75 mmHg时,血压升高与心脑血管风险呈连续性正相关。因此,在高血压前期就充分重视,采取一定的预防措施,不但能使患者获益更多,而且有利于减轻全社会的高血压疾病负担,这是一项非常有意义的疾病预防策略。

高血压按病因可以分为几类

按病因高血压可分为原发性高血压和继发性高血压。高血压病患者中约90％为原发性高血压,约10％为继发性高血压。

(1) 原发性高血压:即我们通常所说的高血压病,发生原因现在还不清楚,其发病机制学说很多,目前尚难根治,但能控制。

(2) 继发性高血压:是指继发于某一种疾病或某一种原因之后发生的血压升高,应用现代医学技术能够找到其发病原因,其中大多数可通过去除病因治愈。常见的引起继发性高血压的原因如下。①肾脏病变:如急、慢性肾小球肾炎,肾动脉狭窄等。②大血管病变:如大血管畸形、多发性大动脉炎等。③内分泌性疾病:如嗜铬细胞瘤、原发性醛固酮增多症、皮质醇增多症等。④妊娠高血压综合征。⑤颅脑疾病:如脑瘤、脑部创伤等引起颅内压升高,可伴有高血压。⑥药源性因素:如长期口服避孕药、长期应用皮质醇激素等。

高血压如何分级

一般我们根据患者收缩压及舒张压水平将高血压分为 3 级
(表 1)：

表 1 高血压分级

分级	收缩压(mmHg)	舒张压(mmHg)
1 级	140～159	90～99
2 级	160～179	100～109
3 级	≥180	≥110

在高血压分级时如果患者收缩压和舒张压分属不同级别时
则以较高者的分级为准。

影响高血压预后的危险因素有哪些

高血压的预后除了要考虑血压水平外,还需要考虑心血管
疾病的危险因素、靶器官损害及并存的临床情况等,综合考虑上
述情况并对高血压进行危险分层,对高血压的治疗具有指导
意义。

(1) 心血管疾病的危险因素。收缩压和舒张压的水平(1～3
级);男性>55 岁;女性>65 岁;吸烟;缺乏体力活动;血脂异常;

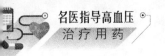
总胆固醇＞5.70 mmol/L,低密度脂蛋白胆固醇＞3.60 mmol/L,
高密度脂蛋白胆固醇＜1.0 mmol/L,或甘油三酯＞1.7 mmol/L;
糖尿病;早发心血管疾病家族史(一级亲属发病年龄男＜55 岁,
女＜65 岁);腹型肥胖或肥胖(男性腰围≥85 cm,女性腰围≥
80 cm, BMI≥28 kg/m²)。

(2) 靶器官损害。左心室肥厚;微量白蛋白尿(24 小时尿白
蛋白量达 30～300 mg),和(或)血肌酐水平轻度升高(男性:
115～133 μmol/L,女性:107～124 μmol/L);颈动脉内膜增厚、
动脉粥样斑块;视网膜普遍或灶性动脉狭窄。

(3) 并存的临床情况。脑血管疾病:缺血性脑卒中、脑出血、
短暂性脑缺血发作。心脏疾病:心肌梗死、心绞痛、冠脉血运重
建、心力衰竭。肾脏疾病:糖尿病肾病、肾功能不全(血肌酐水
平:男性＞133 μmol/L,女性＞124 μmol/L;24 小时蛋白尿＞
300 mg)。血管疾病:夹层动脉瘤、症状性动脉疾病。视网膜病
变:出血或渗出、视神经盘水肿。

如何评估高血压的危险程度

了解高血压的危险程度,对估计高血压的预后及治疗具有
指导意义。根据血压水平及上述影响预后的因素我们将高血压
分为低危组、中危组、高危组。

(1) 低危组:高血压 1 级,无其他危险因素。本组患者 10 年内
发生主要心血管事件的危险＜15%,临界高血压病患者的危险

尤低。

（2）中危组：高血压 2 级，或高血压 1 级伴 1～2 个危险因素。本组患者 10 年内发生主要心血管事件的危险为 15%～20%，若是高血压水平 1 级兼有 1 种危险因素其危险在 15%左右。

（3）高危组：高血压 3 级，或高血压 1～2 级伴≥3 个危险因素，或伴靶器官损害的任何一项，或并存临床疾病的任何一项。本组患者 10 年内发生主要心血管事件危险为 20%～30%。

收缩压升高比舒张压升高更危险吗

收缩压升高比舒张压升高更危险，而且对于多数患者来说，收缩压比舒张压更难控制。单纯收缩期高血压是指收缩压升高而舒张压正常的一种高血压，在 65 岁以上老年人最常见。近年来有很多研究表明，老年单纯收缩期高血压与心血管疾病的发生率和病死率明显相关，且预后比单纯舒张期高血压病患者差。收缩期高血压病患者因收缩压的异常增加使左心射血负荷增加，可以导致左室肥厚、左心衰竭和猝死等危险增加。

夜间血压偏高是否比血压偏低更危险

正常情况下，人们夜间血压要比白天低。约有 80%高血压病患者血压表现为昼高夜低，动态血压曲线呈勺形，夜间血压比

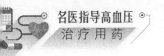
昼间血压低10%～20%。然而小部分患者血压昼夜均高,有临床研究表明,这样的高血压病患者可能对靶器官影响更大。因为如果夜间血压无法下降,就会加重心脏和血管的负担。由于大多数人血压在夜间会下降,所以许多医生建议高血压病患者睡前少服或停服降压药,以免血压过低。但对于具体患者还是应该具体看待。对于夜间血压较高者,尤其收缩压＞150 mmHg者,则不可以停服或少服降压药,可在医生指导下,选择一些长效降压药,或适当增加服药次数。

如何自测是否易患高血压

高血压病是最常见的心血管疾病,不但发病率高,且可引起严重的心、脑、肾并发症,致残率和病死率极高。高血压病在造成心血管系统损害时常常不引起任何症状,尽管媒介大量宣传防治高血压的重要性,但仍有许多人身受其害而对此一无所知,实在令人惋惜。现在为了你的健康,可以自测一下看看自己是否易患高血压。在这里有13道问题:

(1) 你的父母亲及其兄弟姐妹中有高血压病吗?

(2) 你是男性吗?

(3) 你有过高血压病史吗?

(4) 你在55岁以上吗?

(5) 你是否超过标准体重的20%以上?

(6) 你每天摄盐量超过6 g吗?

（7）你每周锻炼少于 3 次吗？

（8）你吸烟吗？

（9）你每天饮酒超过 50 ml 吗？

（10）你有糖尿病吗？

（11）你有高脂血症吗？

（12）你的工作紧张吗？

（13）你在应激状态下充满敌意和愤怒吗？

如果每一题算 1 分,不知你能得多少分？分数越高,则发生高血压的可能性就越大。你若得 1～2 分,则患高血压的危险性很小;3～4 分则危险性仍比较低,可能表现你的饮食或生活习惯存在问题;如果得 5～7 分则危险性达中、高度;大于 8～9 分则将你归入高度危险性一类。

请你不要过分紧张,这无非想帮你分析一下你自身的危险因素,即使你存在中、高度危险性也不一定会患高血压,只能说明你比危险性小的人患高血压的概率高一点而已,当然,你也别掉以轻心,最好多多测量自己的血压。如果你的血压不高,仍有必要注意饮食和锻炼。这不仅是为了避免血压升高,它同时也是养生之道。

高血压治疗的常识

高血压需不需要治疗

　　高血压病患者长期血压增高会导致靶器官损害,增加心脑血管死亡的危险。许多大样本的临床研究表明,通过药物或非药物手段降低血压,可以减少患者心脑血管事件的危险性。根据 5 年治疗结果,收缩压降低 10～14 mmHg 和舒张压降低 5～6 mmHg,可使脑卒中减少 40%、冠心病减少 17%。因此,治疗高血压的主要目的是提高生活质量,最大限度地减少心、脑、肾等靶器官损害,降低病死率。

患了高血压该怎么办

　　患了高血压,千万不要着急,虽然高血压病是不易治愈的终身疾病,但只要你善待它,不违背健康生活的规律、树立信心、坚持科学合理的药物治疗,同时坚持非药物治疗、保持乐观开朗的心态,就可以与高血压和平共处。

无症状的高血压需不需要治疗

　　平时身体看起来一点问题也没有，但是在某一个时间，高血压可能突然无声无息地袭击了你，这就是"无症状高血压"最常见的情况。高血压病患者中有很多是没有症状的，在临床约占一半的比例。这种类型的血压呈阶梯状缓慢上升，由轻度到中度再到重度，患者能够对这种缓慢升高的血压逐步适应，所以即使血压已很高，也可能无任何症状和不适，像正常人一样，造成诊断治疗不及时，往往比有症状高血压更加危险。有人因此突发脑出血、心梗等意外，临终前才发现血压过高，但已难以控制。

　　无症状高血压的控制率低与中国高血压的知晓率低密切相关。中国患者对自己高血压问题的知晓率只有美国和日本的一半还不到。而自我测压是提高高血压知晓率的重要途径。对付无症状高血压，最好的方法是尽早预防。具有高龄、血脂异常、肥胖、心脏病等高危因素的人，都应该在家中常备血压仪，一月或两月就测一次血压。而一旦诊断为高血压病，都应该进行认真的治疗，并且治疗要达标。

高血压能治愈吗

　　有些继发性高血压是可以治愈的，比如说由于肿瘤引起血

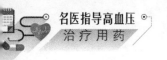

压升高,这个肿瘤拿掉以后,高血压可以治愈。但是对于大部分原因不明的,与遗传、环境有关的原发性高血压,是无法治愈的,还是需要靠生活方式的改善,靠药物把血压控制在正常范围。

高血压需不需要长期治疗

目前对高血压病的治疗主要是对症处理,即控制血压和减少高血压造成的器官损害。一个人如果确诊为高血压病就要终身坚持治疗,控制血压,避免发生脑卒中、心肌梗死等严重并发症。因为高血压病是不可能治愈的。但是我们这里讲的终身并不是说得了高血压,接受某种药治疗以后,1 年、2 年、10 年、20 年,一直治疗,在某个阶段如果他的血压相对来说控制得好,可以减少药物剂量,某个阶段甚至血压很好的话,可以暂停治疗,但是不等于说他以后没有高血压,以后就再不需要接受治疗了。这里说的终身治疗就是要根据血压的高低在医生的指导下,坚持服药,而不是指一成不变的永远维持某种药物的治疗。

血压正常高值需要治疗吗

如果你的血压在正常高值范围,首先不用紧张,这并不等同于高血压病,但也不能忽视,否则很容易跨入高血压病行列。因此,这时一定要马上着手进行生活方式的调整,建立正常生活规律、适当放松工作压力、改善睡眠、增加运动、减轻体重、进行低脂低盐饮食、限酒、戒烟。在此过程中，密切随访血压水平，以便发现血压改变，及时处理。但是若你已经存在亚临床靶器官损害，如微量白蛋白尿或蛋白尿，则应开始药物治疗。

血压偶然升高需要服用降压药吗

早期高血压波动性大，故要在一段时间充分休息、心情平静时多次测血压后，再决定是否需要治疗以及选择何种治疗手段。经过反复检查，确定血压超出正常范围，还要进行一段时间的观察。一方面了解血压升高的程度及波动性，另一方面通过必要的检查了解血压是继发性还是原发性。若确定是原发性高血压，还需了解有无合并危险因素、靶器官有无受损等，以决定治疗方案。

单纯舒张压升高要治疗吗

流行病学专家在全世界范围内调查时发现：在小于 40 岁的青中年高血压人群中，单纯舒张期高血压占 60%，40～49 岁占 35%。在高血压早期，特别是工作紧张时，中青年人交感神经常处于过度激活状态，这时就容易心跳增快，周围血管收缩，血压升高，脾气急躁，血压及心率波动较大，但休息时就可降到正常。临床上，不少中年人收缩压仅 120～130 mmHg，但舒张压高达

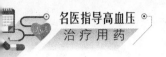
100～110 mmHg。不少人认为："收缩压不高，舒张压高一点不要紧，能不吃药就尽量少吃。"其实这个观点是错误的。正确的观念是：中年舒张期高血压应在医生指导下及早开始降压治疗，并把血压控制在目标范围内。如果等老了发生收缩压很高的收缩期高血压，全身动脉已硬化，甚至发生心肌梗死或脑卒中再进行治疗，则为时已晚。

高龄老人高血压需不需要治疗

对于 80 岁以上的高龄老人降压治疗有证据提示：降压治疗同样可以使这些患者获益，因此即使患者年龄＞80 岁也应开始降压治疗。《美国社区高血压管理临床实践指南》(2013 年版)推荐年龄大于 80 岁的患者起始治疗的血压值为 150/90 mmHg，同时在治疗过程中应密切监测血压及病情变化。

什么时候开始服药为好

根据高血压病患者的危险分层，可以预先估计疾病进展及后果，而医生可以根据不同的危险程度对每一个患者制定不同的治疗方案。高血压的治疗应该采取个体化的治疗策略，在控制血压的同时，还需对危险因素进行干预。不论血压有多高，首先都要改善生活习惯。

（1）低危高血压病患者宜先以改善生活方式为主，观察 3 个月，多次测量血压，如果血压仍未能控制在 140/90 mmHg 以下，应考虑药物治疗。

（2）中危患者应该强化非药物治疗，并且需随访监测血压及相关危险因素 1 个月，若血压仍≥140/90 mmHg，应考虑药物治疗。

（3）高危患者应立即开始药物治疗，同时加强改善生活方式，控制其他危险因素和治疗相关疾病。

（4）中低危患者如果发病时伴有头晕等症状，可小剂量服用降压药物，控制血压的同时可以改善症状。

高血压的治疗方法有哪些

常用的高血压治疗方法有非药物治疗和药物治疗两种。

非药物治疗即改善生活方式，不论是否接受药物治疗，每位高血压病患者均需接受非药物治疗。主要包括限盐、减轻体重、适量运动、低脂饮食、多吃蔬菜水果、戒烟、限酒，调整生活规律，保证足够睡眠，保持心情愉快。

药物治疗的原则是什么

（1）从小剂量开始，根据血压下降情况逐步增加药物剂量，

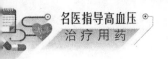
直到达到降压目标而无明显不良反应为止。

（2）为了有效地防止靶器官损害，要求每天24小时内血压稳定于目标范围内，最好使用一天一次给药而又持续24小时作用的药物。

（3）为了使降压效果增大而不增加不良反应，可以采用两种或多种降压药联合治疗。2级以上高血压为达到目标血压常需降压药联合治疗。

有些人认为高血压只要坚持吃药就行了，而对非药物疗法不够重视，如仍旧吸烟、饮酒、食盐量多等，这些不良习惯既影响了降压药物疗效，又使得心脑血管事件的危险继续存在，这使得高血压的治疗事倍功半，这是不可取的。

高血压治疗的目标是什么

由于血压和心血管危险之间呈连续性相关，因此并没有最低血压阈值存在。血压控制的理想目标不是单一的，应该根据不同的人群确定降压目标。而在目标常血压范围内，再适当地降低一些血压是安全的。

（1）普通高血压病患者，没有严重的并发症者，可将血压降至正常范围即140/90 mmHg以下；如能耐受，可降至120/80 mmHg。

（2）合并糖尿病或慢性肾病患者，血压应降至130/80 mmHg以下；如果尿蛋白排泄量＞1 g每24小时，血压应降至

125/75 mmHg 以下。

（3）老年高血压病患者,美国高血压指南(2014 年版)建议年龄大于 60 岁的老年患者收缩压减低可放宽至 150 mmHg 以下,舒张压至 90 mmHg 以下。

（4）中青年高血压病患者,血压应降至 130/80 mmHg 以下,最好能降至 120/80 mmHg 水平。

（5）对于需要立即降压处理的高血压急症,应在短期内给予降压,但要有一定的限制,一般血压下降幅度不超过 25％～30％,不要求立即降至正常。

降压为何一定要达标

大量资料表明,血压越高,心肌梗死、心力衰竭、脑卒中等的发生率越高。血压每升高 20/10 mmHg,因心脑血管疾病死亡的风险就增加 1 倍。因此,那些血压没有达标的患者患冠心病、脑卒中、肾脏损害等的风险就非常高。而有效地控制高血压,使血压降到既定的理想水平,可降低心脑血管事件。

要达到目标血压,应该怎么做呢？首先须设定降压目标,患者自身也要熟知自己的降压目标水平；其次要加强医患配合；第三要选择长效药物,平稳降压；第四要注意合理配伍；第五要定期自我监测血压,建议每周 2 次；第六要改变生活方式。

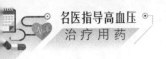

为什么不能快速将血压降到目标值

常有一些高血压病的患者要求医生用好药或多用些药,希望把血压很快降下来,这种心情可以理解,但这其实是非常危险的举动。高血压病患者往往伴有不同程度的血管硬化,血管壁弹性下降,病程长或老年患者更为明显,在降压过程中如果血压大幅度波动会诱发中风、脑血栓甚至脑梗死。因此,降血压以有效、平稳为重要原则,1~2级高血压病患者可在4~12周内使血压达标,对于老年人还可适当延长达标时间。

药物治疗血压达标了可不可以停药

有些患者认为高血压降下来以后就可以马上减药甚至停药,担心吃药时间长了会产生耐药性,以后不管用了。这种想法是错误的。我们知道,高血压病的治疗必须是长期的,多数需终身服药。所谓血压达标,只是在药物控制下的达标。一般来说,长期使用降压药物者,如果血压降至目标血压,经较长时间观察血压仍较稳定,可以小心地逐渐减少药物的剂量和种类,但必须定期监测血压的变化。需要注意的是,高血压病患者如果要减药,最好在有经验的医生的指导下进行,千万不能自行减药甚至停药。

治疗高血压是否目标血压越低越好

　　许多人知道高血压可引起心脑血管疾病,因此降压心切。但却不知道降压过快、血压过低也有危险。近来一些临床研究提示,在降压治疗过程中,当血压水平低于某一界值时,患者心血管危险水平不会继续降低,反而逐渐升高。因此在降压过程中不应将血压降得过低,以免减少心、脑、肾等脏器的灌注。

为什么要平稳降压

　　如果高血压病患者全天血管内压力波动大,很容易造成血管内皮受损,日久会造成心、脑血管事件发生。对轻、重度高血压病患者来说,如果血压在一天内的波动很大,不能平稳降压,可能比不吃药更危险。因此服降压药,不能只看血压是否下降,而是看是否能 24 小时平稳降压。减小药物引起的血压波动的最好办法是做血压 24 小时监测,以了解血压的全天变化。这也是掌握夜间入睡后血压变化唯一的最可靠办法。而患者可以通过学会自测血压来了解服药后降压是否平稳,血压是否得到 24 小时控制。

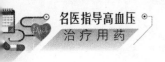

高血压病可以根据症状自行停药或者减药吗

对于高血压病患者来说，不管在什么情况下，如果你需要减药或者停药，一定要根据医生的指导。高血压病患者有的是有症状的，但是也有部分患者不出现任何症状，根据自己的症状来调节药物是不合适的，一定要遵照医生的医嘱进行适当地调药。

为什么高血压用药需规律而不能断断续续

有些患者治疗时，有时用药，有时停药，不能规律用药，导致了血压不稳定，甚至一个时期内血压处于较高的水平。这种血压的不稳定状态，不仅达不到治疗效果，且由于血压出现较大幅度的波动，会引起病情恶化，导致心、脑、肾发生严重的并发症。因此在高血压治疗时一定要规律用药，定期监测血压水平，在医生的指导下调整药物。

高血压治疗期间需要定期检查吗

有些高血压的患者，虽然能做到坚持用药治疗，却忽视了定期检查。尤其对于那些患有高血脂、糖尿病、冠心病的患者，在治疗高血压的同时更应该注意定期去医院进行相关检查,以便及时掌握病情,适时调整药物。

血压突然升高怎么办

高血压病患者血压升高超过 200/120 mmHg 时,需安静卧床,监测血压,并及时送医院就诊。

(1)原已有过脑出血的患者血压再度升高,要防止脑出血再发,应及时送医院治疗,尽快将血压控制在 160/85 mmHg 左右。

(2)脑梗死患者血压增高时不宜降得太低,先保持在 150/100 mmHg 左右,以免血压降得太低、血流量过多减少会使病情复发或加重。

(3)冠心病患者血压一时升高其血压也不应降得太低,最好维持在 130～140/80～85 mmHg,虽然血压过高会加重心肌负担,使心肌耗氧量增加,但血压太低时亦可影响冠脉灌注加重心肌缺血。

高血压为什么要治疗

很多人认为高血压不需要认真治疗,因为平时没有任何症状,这样的想法是非常错误的。因为高血压是一种慢性的疾病,也许并不会有很明显的症状,但是长期高血压会引起很多并发症,如心功能不全、肾功能不全等。而一旦出现并发症,则说明

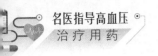
高血压已经进入晚期,错过了最佳治疗和控制的时间,所以高血压一旦确诊就要认真治疗,防止并发症的产生。高血压对人体健康的损害是缓慢、渐进而又较为隐匿的,故被称为"无声杀手"。高血压如果不治或虽已治疗但控制不理想,将严重损害心、脑、肾、眼及外周血管,后果非常严重。

为什么降压治疗越早开始越好呢

很多患者对血压的控制往往采取无所谓的态度,不到很严重不会想到去治疗,其实这种想法是错误的。早期健康生活方式的指导和适宜的降压药物的应用,不仅使血压易于达标且可保护靶器官少受侵害,是减少心血管事件的关键,特别是那些高血压伴心血管病高危患者,更应尽早控制血压。高血压可以引起脏器的损害,同时这些损害是在不知不觉中进行,而且往往不能逆转,如果早期治疗,就可以早期控制血压从而更早地防止高血压对其他重要脏器的损害,有效地防止对器官的更大损害。

血压低于 140/90 mmHg 还用治疗吗

对于正常人而言,血压低于 140/90 mmHg 就是没有高血压,所以不用治疗,但是对于高血压病患者而言,血压控制正常了,不代表高血压病已经治愈、可以随心所欲地停药了。因为药物代谢有一个较为长期的过程,停药后很多患者的血压又会升高,所以血压控制好了以后仍要继续坚持原来的抗高血压治疗方案,维持平稳血压,如果随意停药可能会出现反跳,血压会异常升高从而使以前的血压控制努力付之东流。所以对于高血压病患者而言,在服药过程中即使血压不高于 140/90 mmHg 仍需要坚持服药。如果血压过低,则可以去医院请教医生帮助调整药物,但切不可随意停药。

高血压病不治疗会有什么风险吗

如果患者在医院被明确诊断为高血压病,必须进行合理治疗,高血压病如果不及时进行治疗会出现严重的并发症。其原因是高血压病患者动脉压持续性升高,引发全身小动脉硬化,从而影响组织器官的血液供应,从而造成各种严重的后果,成为高血压病的并发症,常见的如冠心病、心力衰竭、肾功能不全、中风等。目前高血压最严重的并发症是脑卒中,有数据显示,高血压病患者发生脑卒中的概率是正常血压人的 7.76 倍,所以对高血压病听之任之是有很大风险的。

治疗高血压是不是血压降得越快越好

答案当然是否定的。人体内存在复杂的系统对血压及重要

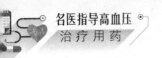

脏器的血流量进行调控,这种调节能力具有一定限度,超过这个
范围,重要脏器的血流量就得不到保证,轻度时可以有不适感
觉,严重的血压过低会引起脏器供血不足导致脏器衰竭,使预后
恶化。高血压的发生是一个长期、缓慢的过程,调节系统逐步产
生适应,所以降低血压也应该逐步进行,给调节系统一个适应的
时间。降压治疗不能操之过急,特别是老年患者则更应缓慢降
压。少数患者治疗后血压正常反而出现头昏、心悸,就是因为机
体暂时不能适应。所以,除非高血压急症,降压都应逐步进行,
短期内降压速度不宜过快,从这个意义上讲,无论选择何种降压
药物,都应从小剂量开始,逐步加量,直至把血压降至正常水平。
同时患者也应耐心等待长效降压药物逐步起效,直到产生最大
的降压效果。

高血压治疗后血压控制在什么范围比较安全

很多人对血压该控制在什么样的范围没有很明确的概念。
2003 年 WHO/ISH 高血压处理指南以及 2013 年中国最新的
“高血压防治指南”中均指出在高血压的定义与分类中,除仍将
高血压的诊断标准定在收缩压≥140 mmHg 和(或)舒张压≥
90 mmHg,根据血压水平分为正常、正常高值血压和 1、2、3 级
高血压之外,还应当根据合并的心血管危险因素、靶器官损害和
同时患有的其他疾病,将高血压病患者分为 4 层(组),即低危、中
危、高危和很高危,并依此指导医生确定治疗时机、治疗策略与

估计预后。

　　一般来说，正常人理想血压为 120/80 mmHg 以下。如果是高血压病患者，血压在服药后应该控制在 140/90 mmHg 以下。如果患者合并有糖尿病，血压应该控制在 130/80 mmHg 以下，以防止肾脏损害的发生，如果患者合并有肾脏疾病，那么血压最好也控制在 130/80 mmHg 以下。

高血压治疗光靠药物就可以了吗

　　结论当然是否定的。高血压的病因较多，因此，高血压的治疗也需要采取综合性的措施，否则就不可能取得理想的治疗效果。除了我们常用的药物治疗方案，还有许多其他辅助措施，以及良好的辅助药物从而更好地控制患者的血压水平。常用的方法有：一般治疗（如注意劳逸结合，饮食调节）、康复治疗以及饮食治疗等。这些方法与药物治疗一起互相取长补短，相得益彰，从而控制患者血压。

高血压病患者平时要注意哪些生活细节

　　注意劳逸结合，保持足够的睡眠，参加力所能及的工作、体力劳动和体育锻炼。注意饮食调节，以低盐、低动物脂肪饮食为宜，并避免进食富含胆固醇的食物。肥胖者适当控制食量和总

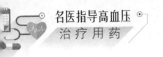

热量,适当减轻体重,不吸烟。服用少量镇静剂可减轻精神紧张和部分症状,可选用地西泮(安定)、苯巴比妥、氯氮(利眠宁)等。

常用的康复治疗有哪些

临床治疗和康复治疗相结合,可更好地降低血压,减轻症状,稳定疗效,同时可减少药物用量。康复治疗还有助于改善心血管功能及血脂代谢,防治血管硬化,减少脑、心、肾并发症。康复治疗的作用途径有功能调整与锻炼两个方面,具体方法如下。

(1)健身术疗法:其要领是"体松、心静、气沉"。体质较佳者可练站桩功,较差者以坐位练功。

(2)太极拳:为低强度持续性运动,可扩张周围血管,给心脏以温和的锻炼。太极拳动中取静,要求肌肉放松,"气沉丹田",有类似气功的作用。

(3)步行:在良好环境下散步或以常速步行15~30分钟有助于降压及改善心血管和代谢功能。

(4)医疗体操:练习太极拳有困难者可教以舒展放松,配合呼吸的体操,可采用太极拳的模拟动作,分节进行。

(5)按摩或自我按摩:按揉风池、太阳及耳穴,抹额及按揉内关、神门、合谷、足三里,可助降压和消除症状。

(6)理疗:某些药物的离子导入、脉冲超短波或短波治疗及磁疗都可用来作为镇静及降压的辅助治疗。

降压药效果不好可能有哪些原因

第一种是测量血压有偏差。有的高血压病患者一见医生就紧张，血压就会升高，这叫"白大衣反应"。所以，在门诊检查时血压相对比在家里测要高。遇到这种情况先别急，在家里每天定时测一段时间，相对比较平稳的数字比在医院里所测量出来的数字可能更真实。千万不要一看血压没降下来就增加药量或换药，以免造成不必要的损害。

第二种可能是用药不当或者剂量不够。有些患者光用一种降压药，血压仍然持续升高，这时应告知医生考虑加用第二种降压药联合应用。从低剂量开始逐渐增加到降压效果转好，如果降压药物剂量不恰当，就及时调整，再仔细观察，直到确实合适的剂量。也有的患者是没有遵医嘱，服药时间不够长，降压未到最佳疗效就停药，而影响降压效果。长效制剂有平稳降压的优点，一般服药后 1 周起效，2 周显著，6~8 周达最佳水平。

第三种可能是存在某些使血压升高的负面因素，如情绪紧张、睡眠不好、吃得太咸等。这些非药物因素对血压的升降影响很大，因此要尽量去除，以改善药物治疗的效果。

第四种为其他问题，如某些疾病引起了继发性高血压，或患者本身得的是顽固性高血压，不容易治好。要弄清这些，需进行全面的检查，或者请经验丰富的专家确诊。

高血压病患者降压效果不明显的表现是多种多样的，有人

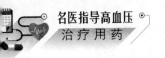

是血压波动大，有人是血压稳定但持续偏高，这与许多因素有关。要强调的是，患者一定要积极配合医生，有计划、有规律地用药，这样很大一批患者血压会有明显下降。

为何高血压病患者非药物治疗有其重要性

高血压的治疗分药物和非药物治疗两类。高血压的药物治疗固然重要，但各种降压药物只能针对高血压病理过程中的某一环节，有时虽能取得一时的降压效果，但常顾此失彼，导致一系列不良反应的产生，有些甚至是长期和严重的，如精神抑郁、阳痿等。这些情况即使在使用多种降压药物联合应用时也不能完全避免，高血压的非药物治疗及医疗保健恰恰可以弥补这一缺陷，实践证明，很多行之有效的非药物治疗措施可以使一部分患者的血压得到有效的控制而减少用药，且不存在药物治疗伴发的不良作用。

高血压病患者如何保持良好的生活方式

高血压的非药物治疗是指高血压病患者改变不良生活习惯，保持良好的生活方式，包括合理膳食、适量运动、戒烟限酒、心理平衡、自我管理、按时就医。

以下谈一些具体的措施及方法。

1. 合理膳食

(1) 饮食对于高血压的重要性:民以食为天,合理的膳食可以使你不胖也不瘦,胆固醇不高也不低。

(2) 高血压病患者的饮食宜忌

● 糖类(碳水化合物)食品:适宜的食品如米饭、粥、面、面类、葛粉、汤、芋类、软豆类。应忌的食品如薯类(易产气的食物)、干豆类、味浓的饼干类。

● 蛋白质食品:适宜的食品如牛肉、猪瘦肉、白肉鱼、蛋、牛奶、奶制品、大豆制品。应忌的食物如脂肪多的食品(牛、猪的五花肉)、肉加工品(香肠)。

● 脂肪类食品:适宜的食品如植物油、少量奶油、沙拉酱。应忌的食品如动物油、熏肉、油浸沙丁鱼。

● 维生素、矿物质食品:适宜的食品如蔬菜类(菠菜、白菜、胡萝卜、番茄、百合根、南瓜、茄子、黄瓜),水果类(苹果、橘子、梨、葡萄、西瓜)。应忌的食物如粗纤维蔬菜(牛蒡、竹笋、豆类),刺激性强的蔬菜(韭菜、大蒜、香菜、芥菜、葱)。

● 其他食物:适宜的食品如淡香茶、酵母乳饮料。应忌的食物如香辛料(辣椒、咖喱粉)、酒类饮料、酱菜类、咖啡。

(3) 高血压病患者应注意的饮食习惯

● 控制能量的摄入:提倡吃复合糖类如淀粉、玉米;少吃葡萄糖、果糖及蔗糖,这类糖属于单糖,易引起血脂升高。

● 限制脂肪的摄入:烹调时,选用植物油;可多吃海鱼,海鱼含有不饱和脂肪酸,能使胆固醇氧化,从而降低血浆胆固醇,还可延长血小板的凝聚,抑制血栓形成,防止脑卒中,还含有较多

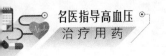
的亚油酸,对增加微血管的弹性,防止血管破裂,对防止高血压
并发症发生有一定的作用。

● 适量摄入蛋白质:高血压病患者每日蛋白质的摄入量为每
千克体重 1 g 为宜。每周吃 2~3 次鱼类蛋白质,可改善血管弹
性和通透性,增加尿钠排出,从而降低血压。如高血压合并肾功
能不全时,应限制蛋白质的摄入。

● 多吃含钾、钙丰富而含钠低的食品:如香蕉、马铃薯、茄子、
海带、莴苣;少吃肉汤类,因为肉汤中含氮浸出物增加,能够促进
体内尿酸增加,加重心、肝、肾脏的负担。

● 限制盐的摄入量:每日应逐渐减至 6 g 以下,即普通啤酒
盖去掉胶垫后,一平盖食盐约为 6 g。食盐量包括烹调用盐及其
他食物中所含钠折合成食盐的总量。适当地减少钠盐的摄入有
助于降低血压,减少体内的水钠潴留。

● 多吃新鲜蔬菜、水果:每天吃新鲜蔬菜不少于 400 g,水果
100~200 g。

● 适当增加海产品摄入:如海带、紫菜、海鱼等。

2. 适量运动

运动对高血压非常重要,俗话说:"年轻时,用健康换取金
钱;年老时,用运动换取健康。"运动除了可以促进血液循环,降
低胆固醇的生成外,还能增强肌肉、骨骼与减缓关节僵硬的发
生。运动能增加食欲,促进肠胃蠕动、预防便秘、改善睡眠。要
有持续运动的习惯,而且最好是做有氧运动。有氧运动同减肥
一样可以降低血压,如散步、慢跑、打太极拳、骑自行车和游泳都
是有氧运动。

（1）运动的注意事项

● 勿过量或太强太累，要采取循序渐进的方式来增加活动量。

● 注意周围环境气候：夏天避免中午艳阳高照的时间；冬天要注意保暖，防止脑卒中。

● 穿着舒适吸汗的衣服：选棉质衣料、运动鞋等是必要的。

● 选择安全场所：如公园、学校，勿在巷道、马路边。

● 进行运动时，切勿空腹，以免发生低血糖，应在饭后2小时。

（2）运动的禁忌

● 生病或不舒服时应停止运动。

● 饥饿时或饭后1小时不宜做运动。

● 运动中不可立即停止，要遵守运动程序的步骤。

● 运动中有任何不适现象，应立即停止。

3. 戒烟限酒

吸烟会导致高血压。研究证明，吸一支烟后心率每分钟增加5～20次，收缩压增加10～25 mmHg。这是为什么呢？因为烟叶内含有尼古丁（烟碱）会兴奋中枢神经和交感神经，使心率加快，同时也促使肾上腺释放大量儿茶酚胺，使小动脉收缩，导致血压升高。尼古丁还会刺激血管内的化学感受器，反射性地引起血压升高。长期大量吸烟还会促进大动脉粥样硬化，小动脉内膜逐渐增厚，使整个血管逐渐硬化。同时由于吸烟者血液中一氧化碳血红蛋白含量增多，从而降低了血液的含氧量，使动脉内膜缺氧，动脉壁内脂的含氧量增加，加速了动脉粥样硬化的形成。因此，无高血压的人戒烟可预防高血压的发生，有高血压

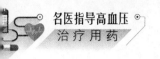
的人更应戒烟。

与吸烟相比,饮酒对身体的利弊就存在争议。偶尔出现各种报告,有的说饮少量酒有益,有的说有害,但可以肯定的一点是,大量饮酒肯定有害,高浓度的乙醇(酒精)会导致动脉硬化,加重高血压。

4. 心理平衡

高血压病患者的心理表现是紧张、易怒、情绪不稳,这些又都是使血压升高的诱因。患者可通过改变自己的行为方式,培养对自然环境和社会的良好适应能力,避免情绪激动及过度紧张、焦虑,遇事要冷静、沉着;当有较大的精神压力时应设法释放,向朋友、亲人倾诉,或鼓励参加轻松愉快的业余活动,将精神倾注于音乐或寄情于花卉之中,使自己生活在最佳境界中,从而维持稳定的血压。

5. 自我管理

(1) 定期测量血压,1～2周应至少测量1次。

(2) 治疗高血压应坚持"三心",即信心、决心、恒心,只有这样做才能防止或推迟机体重要脏器受到损害。

(3) 定时服用降压药,自己不随意减量或停药,可在医生指导下根据现病情加予调整,防止血压反跳。

(4) 条件允许,可自备血压计及学会自测血压。

(5) 除服用适当的药物外,还要注意劳逸结合,清淡饮食、适当运动,保持情绪稳定、睡眠充足。

(6) 老年人降压不能操之过急,血压不宜控制过低,尤其是舒张压低值不宜<60 mmHg。

（7）老年人及服用α受体阻滞剂的患者应注意防止直立性低血压。

6. 按时就医

血压升高或过低，血压波动大；出现眼花，头晕，恶心呕吐，视物不清，偏瘫，失语，意识障碍，呼吸困难，肢体乏力等，及时到医院就医。如病情危重，请求助于120急救中心。

预防高血压并发症的重要性是什么

高血压本身并不可怕，诊断治疗都很容易，可怕的是高血压的各种并发症。高血压病患者由于动脉压持续性升高，引发全身小动脉硬化，从而影响组织器官的血液供应，造成各种严重的后果，成为高血压病的并发症。在高血压的各种并发症中，以心、脑、肾的损害最为显著，主要表现为以下几种形式。

（1）脑血管意外：脑血管意外即脑卒中，俗称中风，病势凶猛，致死率极高，即使不死，也大多数致残，是急性脑血管病中最凶猛的一种。高血压病患者血压越高，脑卒中的发生率越高。高血压病患者都有动脉硬化的病理存在，如脑动脉硬化到一定程度时，再加上一时的激动或过度的兴奋，如愤怒、突然事故的发生、剧烈运动等，使血压急骤升高，脑血管破裂出血，血液便溢出到血管周围的脑组织。此时，患者立即昏迷，倾跌于地，所以俗称中风。凡高血压病患者在过度用力、愤怒、情绪激动的诱因下，出现头晕、头痛、恶心、麻木、乏力等症状，要高度怀疑脑卒中

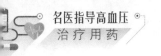
的可能。此时,应立即将患者送往医院检查。

(2)肾动脉硬化和尿毒症:高血压合并肾功能衰竭约占10%。高血压与肾脏有着密切而复杂的关系,一方面,高血压引起肾脏损害;另一方面肾脏损害加重高血压病。高血压与肾脏损害可相互影响,形成恶性循环。急骤发展的高血压可引起广泛的肾小动脉弥漫性病变,导致恶性肾小动脉硬化,从而迅速发展为尿毒症。

(3)高血压性心脏病:动脉压持续性升高,增加心脏负担,形成代偿性左心肥厚。高血压病患者并发左心室肥厚时,即形成高血压性心脏病。该病最终导致心力衰竭。

(4)冠心病:血压变化可引起心肌供氧量和需氧量之间的平稳失调。高血压病患者血压持续升高,左室后负荷增强,心肌工作强度增加,心肌耗氧随之增加,合并冠状动脉粥样硬化时,冠状动脉血流储备功能降低,心肌供氧减少,因此出现心绞痛、心肌梗死、心力衰竭等。

由此可见,若不及时、坚持、有效地治疗高血压,预防相关并发症的发生,不仅患者的生活质量大大降低,病死率也将明显升高。为预防、减缓高血压病并发症的发生、发展,必须做到以下几条。

● 血压要控制在一个比较稳定的范围内。资料表明,只要适当控制高血压,上述高血压并发症的发生率可明显降低。要使血压稳定,就要长期服药。

● 要排除一切危险因素,戒除不良生活习惯。

● 控制食盐用量,合理膳食结构。

● 坚持体育锻炼,定期进行健康检查。

高血压的药物治疗

服用降压药物除了控制血压还有什么其他作用吗 ○⊐

　　高血压是多因素疾病,治疗高血压不仅要降低血压水平,同时要控制其他危险因素,改善靶器官损害和并存的临床情况。高血压容易影响心脏、脑、肾脏等人体重要脏器,如左心室肥厚、脑血栓或者肾功能不全,统称为靶器官受损,后者临床出现血清肌酐升高和蛋白尿等。高血压病患者同时还容易合并糖尿病、脑血管病、心肾疾病、外周血管疾病和视网膜疾病等。强调上述因素,是因为许多研究证实:降压治疗不仅使那些伴有高血压的脑血管病、冠心病、糖尿病患者得到有益的治疗,就是对那些血压水平并不高的心脑血管病及糖尿病患者的预后也是有益的。因此强调我们在用降压药时,首先要记住药物治疗控制高血压固然是重要目的之一,而最终目标是降低心脑血管病的发病危险和减少死亡。因此,降压药的作用不仅仅局限于控制血压,还有益于保护你的生命健康。

降压药为什么有时候会不起作用 ○⊐

　　很多人认为,不管是谁只要吃了降压药,血压都会降下来,

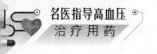

其实不是这样的。对于继发性高血压,降压药可能就没有效果。还有一些其他情况,降压药也很难奏效,比如因担心药物不良反应而没有正确服用,或在服用降压药的同时却使用了阻碍降压效果的药物(如非甾体抗炎药、皮质类固醇、口服避孕药等)。另外,肥胖、肾实质病变、吸烟、酗酒、情绪不佳等情况,也会影响降压药的作用。

高血压药物治疗有哪些误区

高血压病大多数采取家庭治疗的方法。这种方法虽然方便,但实际治疗过程中却存在不少误区,必须引起重视。

(1) 以自我感觉来估计血压的高低。高血压病患者症状的轻重与血压高低程度不一定成正比,有些患者血压很高,却没有症状;相反,有些患者血压仅轻度升高,症状却很明显。这是因为每个人对血压升高的耐受性不同,加上器官损害程度有时候与血压高低也不一定完全平等。因此,凭自我感觉来估计血压的高低,往往是错误的,也容易延误治疗。正确的做法是定期主动测量血压,每周至少测量 2 次。

(2) 血压一降,立即停药。患者在应用降血压药物治疗一段时间后,血压降至正常,即自行停药,结果在不长时间后血压又升高,还要再使用药物降压,这样不仅达不到治疗效果,而且由于血压较大幅度的波动,将会引起心、脑、肾发生严重的并发症,如脑出血等。正确的服药方法是服药后出现血压下降,可采用维持量,继续服药;或者在医生的指导下调整药物,而不应断然停药。

(3) 降压过快降低。一些高血压病患者希望血压降得越快越好,这种认识是错误的。因为,血压降得过快或过低会使患者感到头晕、乏力,还可诱发脑血栓形成等严重后果。

(4) 不根据具体情况,一味追求血压达到正常水平。60 岁以上的老年人,均有不同程度的动脉硬化,为此偏高些的血压,有利于心、脑、肾等脏器的血液供应。如果不顾年龄及患者的具体情况,而一味要求降压到"正常"水平,势必影响上述脏器的功能,反而得不偿失。正确的做法是根据患者的年龄、脏器的功能情况,将血压降到适当的水平,特别是老年人,不可过度降低血压。

(5) 单纯依赖降压药,不做综合性的治疗。高血压的病因较多,因此,治疗也需要采取综合性的措施,否则就不可能取得理想的治疗效果。正确的做法是除选择适当的药物外,还要注意劳逸结合,饮食宜少盐,适当参加体育活动,避免情绪激动,保证充足睡眠,肥胖者应减轻体重等。

治疗高血压有哪几大类药物

目前治疗高血压药物,分为五大类,具有不同的作用机制,不良反应也不同。应用也应根据患者的具体情况选择,这样降压治疗才能达标。

(1) 钙离子拮抗剂,常用的有硝苯地平,对轻、中、重度高血压均有明显的降压作用,血压越高,效果越明显,但不降低正常血压。

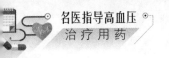

（2）利尿剂，最常用的是氢氯噻嗪，常与其他降压药合用，以治疗中、重度高血压，尤其适合于血容量高的患者。

（3）β受体阻滞剂，常用的药物为美托洛尔。

（4）血管紧张素转换酶抑制剂，常用药物为卡托普利。

（5）血管紧张素Ⅱ受体拮抗剂，常用药物为氯沙坦，适应证与血管紧张素转换酶抑制剂相同，其突出的优点是咳嗽的不良反应较少，药物耐受性好。

（6）其他还有，如中枢降压药：可乐定、莫索尼定；血管扩张药：硝普钠（高血压危象首选）、肼屈嗪；钾通道开放药：米诺地尔、尼可地尔；NA神经末梢阻滞药：利舍平、胍乙啶；前列环素合成促进药：沙克太宁；5-HT受体阻断药：酮色林。

如何合理应用降压药

高血压病的发病因素很多，病理生理改变复杂，而且每个高血压病患者的个体差异也很大。因此在使用降压药物治疗时，应根据患者的具体情况，如年龄、血压升高的程度、病程的长短、并发症的有无和轻重、患者对药物的反应性和耐受性以及药物的不良反应来合理选择使用。

（1）60岁以上老年人，可以首先考虑使用利尿剂和钙离子拮抗剂，通常较β受体阻滞剂更有效果。

（2）β受体阻滞剂，如普萘洛尔（心得安）对肾素型、年轻人高血压效果比较好。

（3）心力衰竭患者可以考虑选用利尿剂、血管紧张素转换酶抑制剂、血管扩张剂和α受体阻滞剂等降压药物。至于β受体阻滞剂，在心力衰竭急性发作期应尽量避免使用，因为其可以加重心力衰竭，但是在非急性发作期目前是推荐使用的。

（4）肾功能不全者可选用利尿剂、血管扩张剂［如米诺地尔（长压定）、甲基多巴等］、钙离子拮抗剂以及血管紧张素转换酶抑制剂，但应尽量避免使用保钾的利尿剂，同时应密切监测肾脏功能，及时调整用药。

（5）心绞痛患者可单用β受体阻滞剂或钙拮抗剂，也可与保钾利尿剂合用，但应尽量避免使用容易加快心跳的药物。若同时应用时，应给予β受体阻滞剂。

（6）急症患者，如高血压危象，应静脉注射利舍平或静脉滴注硝普钠。

（7）如果高血压病患者同时有心、脑、肾功能的损伤，宜选用作用缓和、对肾功能无损害的药物，以避免降压速度过快，降压幅度太大而发生意外。

（8）有心肌梗死病史者可以选用β受体阻滞剂，以利于预防第二次心肌梗死。

（9）有阵发性心动过速者，可以选用β受体阻滞剂或维拉帕米（异搏定）来控制心率，但是要坚持检测心率，如果出现心率过缓，如每分钟低于50次时，应及时去医院就诊同时避免使用β受体阻滞剂及维拉帕米和硫氮酮。

（10）有抑郁症病史者，应避免使用利舍平及对中枢有抑制作用的甲基多巴、可乐定以及β受体阻滞剂，以免加重抑郁症。

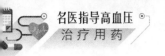
这时宜选用血管紧张素转换酶抑制剂、利尿剂、血管扩张剂、α受体阻滞剂。

（11）性功能障碍者宜选用血管扩张剂、α受体阻滞剂、钙拮抗剂和血管紧张素转换酶抑制剂。

（12）很多降压药久用可产生耐受性，应交替选用不同的降压药物。哮喘、肺气肿、慢性支气管炎患者，应避免使用β受体阻滞剂。

降压药应该早上吃还是晚上吃

一般来说，我们每天的血压水平是规律波动的：24小时有两个血压高峰时间，即上午6～10时，下午4～8时（所谓的"勺形曲线"）。那么在这两个高峰前半小时服药，降压作用就会比较好。大部分人夜间入睡时血压比白天下降20％左右，故睡前服用降压药，容易导致血压大幅度下降，造成心、脑、肾等的器官供血不足，所以是否睡前用药一定要在血压监测的基础上咨询医生。但也有一些特殊情况，比如有些患者凌晨血压升高，那么就需要在睡前加服药1次。

服用降压药有哪些注意事项

（1）应当清楚高血压的危害性。按照目前的医学水平，原发性高血压尚无根治的办法，服用降压药只能暂时把血压降下来，停药后过不了几天血压又会升高,长期服药虽然不能根治高血压,但可大大减少心脑血管并发症的发生,达到改善症状、提高生活质量和健康长寿之目的。

(2)患者和家属要主动与医生沟通。要对常用降压药的作用、不良反应有所了解;要遵医嘱按时服药,用药过程中有什么问题要及时向医生反映,以利于医生调整用药或治疗方案,从而能最有效地控制高血压;要消除长期服药会损害身体或产生耐药性的顾虑和错误观点,只要用药正确,上述担心是多余的。相反,不治疗高血压才会对身体造成损害。

(3)家中最好配备血压计(以水银柱血压计为好)。患者和家属要学会测血压,这样可以随时观察血压情况,并可根据血压水平调整用药剂量,也可作为医生用药的参考。

(4)需由医生决定是否减量。轻度高血压病患者经正规治疗半年后,若血压控制理想,可在医生指导下适当减少用药剂量;而中度高血压病患者血压控制至少1年以上,再由医生决定是否减少用药剂量。

服用降压药有哪些原则

(1)一般情况下应从小剂量开始,逐步增加剂量,若疗效不明显,或有明显不良反应时,应改为另一类降压药。若一种降压药达不到目标血压(一般指将血压控制在140/90 mmHg以下),则可采用2种或2种以上作用机制不同的降压药联用,以达到有

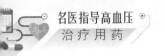
效控制血压的目的。

　　（2）在药物的选择上可以选用长效降压药,能在24小时内有效控制血压,避免一天之内血压大幅波动。

　　（3）选用价格适中、不良反应少、便于购买的降压药,包括单种药物或复方制剂。

　　（4）尽可能选用既能降压又能减轻和逆转靶器官（主要指心、脑、肾等重要器官）损害的降压药。

　　（5）患者对高血压治疗必须有充分的思想准备,因为一旦确诊为原发性高血压,往往需要终身降压治疗。

缓释型药物可不可以掰开吃

　　不可以。一般来说,缓释型降压药物外面包有一层控释膜,用以保证药物通过膜缓慢释放,并维持有效的血药浓度,保持稳定的血压。若把药片掰开来服用,就破坏了这层控释膜,容易导致药效很快减弱,血压骤降后又迅速上升,引起血压反复波动,乃至出现头晕、头痛等不适症状。

常吃高血压药物会不会出现耐药性

　　高血压病是一种动脉压力升高的慢性病。引起高血压的原因很多、很复杂,但归根结底是一种血流动力学异常的表现。这种病理变化主要是由于神经、体液等因素参与的机体内升压与降压机制、血压调控机制的平衡失调所致。在一般情况下,这种平衡失调是可以由机体自行调节的,不至于形成高血压。只有在造成这种平衡失调的内部因素旷日持久地起作用的情况下,才会逐渐地形成高血压。我们目前所应用的降压药物,就是通过不同的途径来纠正这种平衡失调,从而达到降压的目的。即使在治疗一个阶段以后,血压暂时得到控制,并不意味着机体的血流动力学异常已自行纠正,机体的调控血压机制得到了恢复,而是依靠药物才得到的结果。由于药物在人体血液中滞留很短时间后就会被代谢和排泄掉,所以需要不断地补充以保持一定的药物浓度,使血压能维持在正常水平。可见,不会因长期应用某种降压药而产生耐药性。相反,如果经常地更换降压药,却会使药物的作用发生紊乱。人体对一种药物的降压效应是有一个适应过程的,一旦能起到降压效果,就说明该药可以调整某个引起血压升高的环节。如果此时调换了药物,血压就会出现波动。由于药物的作用途径不同,每个人的病因也不同,所以我们在治疗用药上应考虑患者接受治疗的顺应性和个体化。

哪些药会引起血压升高

药物可以治病,但药物也可以使人生病,如某些药物进入人体后,可以引起高血压就是一个例子。那么,哪些药物可以引起

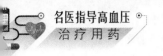

高血压呢？

（1）激素类药物如泼尼松（强的松）、地塞米松、甲基或丙基睾丸素等。这些药物可引起水钠潴留，导致循环血量增加，而发生高血压。甲状腺激素类药物则能兴奋神经系统，引起血压升高。

（2）止痛药物如吲哚美辛（消炎痛）、吡罗昔康（炎痛喜康）、保泰松等，除了引起水钠潴留外，还可抑制前列腺素合成，使血管趋向收缩而致高血压。

（3）避孕药通过增进肾素血管紧张素系统的活性，可使血管收缩，并刺激肾上腺皮质激素释放而造成高血压。

（4）其他能引起高血压的药物还有肾上腺素、去甲肾上腺素、哌甲酯（利他林）、多塞平（多虑平）及中药甘草等。

漏服了降压药怎么办？可以随便补服吗

发生了漏服降压药，很多患者会选择后一顿补服，其实这样的做法不好，容易引起很多的不良反应。相对于短效降压药，长效降压药每日服用 1 次，漏服的可能性比较小，长效降压药的半衰期较长，服药后的 48～72 小时内血药浓度仍在一定范围，即使有漏服，血压也可以控制在良好的范围，不用补服。但是如果漏服的时间大于 72 小时或者血压有明显升高，就另当别论。可以加服一次短效的降压药，然后恢复正常服药间隔即可。短效降压药如果漏服以后，容易出现血压升高，如果漏服时间已经大于正常服药间隔的 1/2,就要立即补服,同时延长下一次服药的时间。在夜间,人体活动减少,血压波动也较少,可以不用补服。

高血压药物应当什么时候服用比较合适呢

大多数高血压病患者一天中的血压波动规律与正常人是一样的,即上午最高,夜间最低。即使在降压治疗后这一规律也依然存在,因此大多数降压药都应在白天服用。长效控释制剂多数只需在每日早晨服用一次,既方便又可防止血压过度波动,已成为降压药的发展趋势。但某些特殊降压药物,例如初次服用 α 受体阻滞剂时,可能出现体位性低血压甚至晕厥,应在睡前服用。因此,应注意药物的说明书中的服药时间及有关注意事项。

每天服用降压药的时间有没有什么讲究

高血压的服药时间很有技巧性,一天之中,上午 6～8 点是血压最高的时候,应按血压波动规律服药,每天早上起床 6～7 点第一次服药,如果是中效降压药,第二次就应在下午 4～5 点服用。年龄大的患者一定要记住按时服药。注意睡前不要服降压药,睡前服药,2 小时后正是药物的高效期,这样就导致血压大幅度

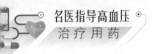

下降,使心、脑、肾等重要器官供血不足,从而使血液中的血小板、纤维蛋白等凝血物质在血管内积聚成块,阻塞脑血管,引发缺血性卒中。

常用的血管紧张素转换酶抑制剂类药物有哪些

血管紧张素转换酶抑制剂(anglotensin converting enzyme inhibitor, ACEI)类降压药物是临床上非常常见及常用的药物,大家比较熟悉的有:卡托普利(开搏通)、依那普利、贝那普利(洛汀新)、赖诺普利(捷赐瑞)、福辛普利(蒙诺)、西拉普利(抑平舒)、雷米普利、培哚普利(雅施达)、奎那普利、盐酸咪达普利(达爽)等,虽然以上的药物同属于 ACEI 类降压药,但是仍有一些微小的差异,患者应在医生的指导下选择适合自己的药物,更好地控制血压。

血管紧张素转换酶抑制剂类药物在什么情况下不能用

血管紧张素转换酶抑制剂(ACEI)类药物如贝那普利(洛汀新)、福辛普利(蒙诺)等,是一种新型的抗高血压药物,对于很多高血压病患者而言是一个福音,它可以平稳地控制血压,而且有较好的心、脑、肾脏的保护作用。但是它也有适用的对象,不是所有的高血压病患者都可以随意选用该药。如果有下述疾病，那么就应该慎重考虑使用该药物。

（1）妊娠高血压者绝对禁用 ACEI，可使胎儿畸形。

（2）如果服用利尿剂过量而导致了低血容量、低钠血症等情况，应慎用 ACEI 类药物，因为它可以使患者出现血容量下降。

（3）如果患者有较严重的主动脉瓣或二尖瓣狭窄，建议不要使用 ACEI 类降压药物，因为可使心排血量显著下降，由 ACEI 产生的周围阻力下降不能被心排血量增加所代偿。

（4）如果患者在服用保钾利尿药如螺内酯（安体舒通），就应小心使用 ACEI 类药物，因为两者合用有引起高钾血症的危险。

另外，在下列情况下也要慎用 ACEI：重度血容量减少，限制性心包炎，重度充血性心力衰竭（NYHA4 级），肾性高血压尤其是双侧肾血管病变或孤立肾伴肾动脉狭窄，原因未明的肾功能不全，服用非类固醇抗炎药引起的肾功能不全。

血管紧张素转换酶抑制剂类药物有哪些不良反应

血管紧张素转换酶抑制剂（ACEI）类药物主要的不良反应有以下几个方面。

（1）低血压：在治疗开始几天或增加剂量时容易发生低血压。特别是在肾素血管紧张素系统（renin angiotensin system，

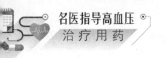
RAS)激活明显的患者,发生早期低血压反应的可能性更大。这些患者往往有显著的低钠血症(血钠<130 mmol/L)或新近大量或快速利尿。具体的防治方法是在密切观察下坚持以小剂量起始,并且先停用利尿剂1~2天,以减少患者对RAS的依赖性。首剂给药如果出现症状性低血压,重复给予同样剂量时不一定也会出现症状。只要没有明显的体液潴留现象,可减少利尿剂或放宽盐的限制以减少对RAS的依赖性。

(2)肾功能损害:肾脏灌注减少时,在肾小球滤过率明显依赖于血管紧张素Ⅱ介导的肾出球小动脉收缩的患者(如NYHA心功能Ⅳ级或低钠血症患者),易出现肾功能恶化。伴肾动脉狭窄或合用非类固醇抗炎药者也易发生。服药后1周应检查肾功能,而后继续监测,如达到一定水平时应及时咨询医生,停用ACEI类降压药。

(3)高血钾:ACEI能够减少钾的丢失,肾功能恶化、补钾、使用保钾利尿剂,尤其合并糖尿病时易发生高钾血症。ACEI应用后1周应复查血钾,如果血钾≥5.5 mmol/L,应停用ACEI。

(4)血管神经性水肿:血管神经性水肿较为罕见(<1%),但可出现喉头水肿,危险性较大,应予注意。多见于首次用药或治疗最初24小时内。由于可能是致命性的,因此如临床一旦疑为血管神经性水肿,患者应终身禁止使用所有的ACEI。

(5)咳嗽:引起咳嗽是ACEI的常见不良反应。咳嗽特点为干咳,但应排除其他原因,尤其是肺瘀血所致的咳嗽。停药后咳嗽消失,咳嗽不严重可以耐受者,应鼓励继续使用ACEI。如持续咳嗽，可改用血管紧张素Ⅱ受体拮抗剂。

常用的血管紧张素Ⅱ受体拮抗剂类药物有哪些？如何选择

血管紧张素Ⅱ受体拮抗剂(angiotensin Ⅱ receptor antagonist, ARB)类降压药物也是比较常见的抗高血压药物，它的作用比较温和，也不会有血管紧张素转换酶抑制剂(ACEI)类药物的干咳等不良反应。常见和常用的 ARB 类药物主要有以下几种：氯沙坦(科素亚)、缬沙坦(代文)、厄贝沙坦(安博维)、替米沙坦(美卡素)、坎地沙坦。这些药物在临床上使用非常广泛，在选择上也有较大的余地，患者可以根据自身的特点在医生的指导下使用。

血管紧张素转换酶抑制剂类药物可以保护心脏、肾脏和脑血管吗

答案是肯定的。高血压是一个慢性过程，长期高血压可导致肾血管硬化，引起肾脏缺血，从而发展成肾功能衰竭。而血管紧张素转换酶抑制剂(ACEI)类药物可以扩张小动脉，降低肾血管阻力，避免缺血对肾脏造成的损害。同样道理，长期的高血压也可以导致心脏血管、脑血管等硬化，引起脑卒中(中风)、心肌

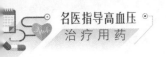

梗死等恶性并发症,ACEI 类药物对心脏及脑血管同样具有保护作用,在防止栓塞发生等方面有着显著的疗效。所以,对于高血压病患者,在医生的指导下,可以选用 ACEI 类药物作为治疗高血压病的一线药物,有效防止并发症的产生。

服用血管紧张素转换酶抑制剂类药物为什么会出现干咳

很多患者在服用 ACEI 类药物时出现咳嗽,而且多为干咳,是什么原因呢?ACEI 能抑制血管紧张素转换酶,使血管紧张素 II 减少,也能抑制激肽酶活性,使缓激肽降解减少(其扩张血管的作用得以保留和增强)。缓激肽、前列腺素等这些炎症介质就会在肺组织中存在较多,可能是引起咳嗽的主要原因。在临床上通常表现为干咳,能令部分患者难以忍受,部分患者因此不得不停止使用 ACEI 类药物。

服用了血管紧张素转换酶抑制剂类药物出现咳嗽怎么办

服用药物期间出现干咳一定不要紧张,要积极查找原因,首先要排除呼吸系统原因引起的咳嗽,比如最近有没有感冒等。其次,如果确定是血管紧张素转换酶抑制剂(ACEI)类药物引起的咳嗽,那么需要做出选择。

(1)如果没有应用 ACEI 的严格适应证,可考虑换用其他类型的降压药物,如钙拮抗剂、β 受体阻滞剂等。

(2)如果患者有糖尿病、肾功能损害或肾功能不全(肌酐<3 mg/dl),左心室肥厚、心功能不全等心血管疾病,那么 ACEI 类药物的使用就显得比较重要,如果咳嗽轻微,一般不用停药。如果患者对 ACEI 引起的咳嗽不能耐受,就应该及时换用血管紧张素 Ⅱ 受体拮抗剂。

肾功能不好者,可以用血管紧张素转换酶抑制剂或者血管紧张素 Ⅱ 受体拮抗剂吗

血管紧张素转换酶抑制剂(ACEI)类或者血管紧张素 Ⅱ 受体拮抗剂(ARB)类药物对肾脏功能是一把双刃剑,一方面作用是降低肾小球内压,保护肾功能,这也是其发挥治疗作用的基础。但另一方面,肾小球滤过依赖一定的肾小球内压,所以使用 ACEI 可能导致肾小球滤过率降低而使肾功能恶化。所以对于肾功能不全的患者使用该类药物需要严格监控,一定要在医生的指导下使用,即使没有肾功能衰竭,使用 ACEI 类药物也一定要密切监测血钾及肌酐水平。当然,对于孤立肾、单侧肾动脉狭窄和双侧肾动脉狭窄的患者,使用 ACEI 类药物后可以导致致命性低血压,属于 ACEI 类药物的禁忌证。

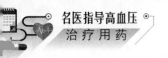
糖尿病患者可以用血管紧张素转换酶抑制剂类药物吗

当然可以。在糖尿病的药物治疗中,血管紧张素转换酶抑制剂(ACEI)是目前广泛用于治疗糖尿病合并高血压、心肌梗死、心力衰竭以及肾病的一类药物,可以显著降低病死率、延长寿命、减少心脑血管事件的发生率和减少尿蛋白排泄率。血管紧张素Ⅱ受体拮抗剂(ARB)具有与 ACEI 相似的作用机制,均作用于肾素血管紧张素系统(RAS)。糖尿病患者容易伴发肾功能不全及蛋白尿,ACEI 能通过改善肾小球内高压、高灌注及高滤过,及改善肾小球滤过膜选择通透性而减少尿蛋白排泄。一般而言,蛋白尿较重时 ACEI 降低尿蛋白的效果更好,可减少尿蛋白 30%～50%。糖尿病及高血压病患者,从尿白蛋白排泄率增高开始即应该应用 ACEI。

感冒发热时血管紧张素转换酶抑制剂能与布洛芬合用吗

可以。感冒发热仍可酌用布洛芬,但两者有相互作用,血管紧张素转换酶抑制剂(ACEI)降压作用可能会减低些。

β受体阻滞剂有哪些？哪些人用比较好

β受体阻滞剂也是非常常用的降压药物,主要有:普萘洛尔(心得安)、阿替洛尔、比索洛尔(康可)、阿罗洛尔(阿尔马尔)、吲哚洛尔、倍他洛尔、拉贝洛尔、美托洛尔(倍他乐克)。

合并以下情况的患者应当首选β受体阻滞剂:快速性心律失常(如窦性心动过速、心房颤动)、冠心病(稳定/不稳定型心绞痛、心肌梗死后)、慢性心力衰竭合并高血压病患者、交感神经活性增高患者(比如高血压发病早期有心跳加快者、社会心理应激者、焦虑等精神压力增加者、围手术期高血压、高循环动力状态如甲状腺功能亢进、高原生活者等)。

心跳慢到多少就不能用β受体阻滞剂了

这个没有明确的指标,应该说,对于每一个人来说,心跳的指标都是不一样的。一般而言,出现心慌、胸闷、视物发黑等表现时应该停止使用,同时最好检测一下心律的情况,并及时去医院就诊。

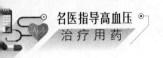

哪些人不能用 β 受体阻滞剂

哮喘、有症状的低血压或心动过缓、传导阻滞以及严重的心功能不全的患者(如夜间不能平卧,活动后气急)不宜使用。无支气管痉挛的慢性阻塞性肺疾病(如老年慢性支气管炎、肺气肿等)和外周血管病患者也应慎重使用 β₁ 受体阻滞剂。病窦综合征(主要是指心率过慢,或者有停搏的患者)或 Ⅱ°～Ⅲ°房室传导阻滞的患者应预先接受起搏治疗,才能放心地使用 β 受体阻滞剂,糖尿病患者不应将 β 受体阻滞剂作为降压的首选药物。但是,糖尿病或下肢间歇性跛行不是使用 β 受体阻滞剂的绝对禁忌证。

β 受体阻滞剂有哪些不良反应

开始使用 β 受体阻滞剂时可能出现以下不良反应,应当引起注意。

(1) 体液潴留和心力衰竭恶化:在开始使用 β 受体阻滞剂前应当保证患者没有体液超负荷,而且应当监测患者的体重,如果体重增加,均应增加利尿剂的剂量。体液潴留和心力衰竭恶化一般不需要停止 β 受体阻滞剂的治疗,通常这些患者强化常规治疗就可以取得较好效果,经过治疗这些患者可以继续长期使用 β

受体阻滞剂。

(2)乏力：使用β受体阻滞剂治疗可出现乏力和虚弱的感觉。在多数情况下，不需要治疗，经过数周，乏力可自行消失。但有些患者的症状可能很严重，不能继续增加剂量，甚至需要停药。乏力的治疗可采取减少β受体阻滞剂(或伴随的利尿剂)剂量，但是如果乏力症状伴有外周的低灌注，则应当停药。

(3)心动过缓和传导阻滞：使用β受体阻滞剂如果出现心动过缓伴有眩晕或头晕目眩或者发生了二度或三度传导阻滞，则应当减少β受体阻滞剂剂量或者停用。另外，应当考虑是否有药物相互作用，是否可以停用其他引起心动过缓或传导阻滞的药物。如果某些患者必须使用β受体阻滞剂，而且即使小剂量使用也可造成心动过缓或传导阻滞，可以考虑在安装起搏器的情况继续使用β受体阻滞剂。

(4)低血压：β受体阻滞剂，特别是同时阻滞α受体的药物，可以引起低血压，虽然通常症状不明显，但有时可以出现眩晕、头晕目眩或视力模糊。比如卡维地洛，其扩血管作用常常出现在首次使用或增加剂量后24～48小时，但重复使用该剂量时，该不良反应会逐渐减退。所以可以在一天的不同时间服用β受体阻滞剂和ACEI，以减少低血压的发生。

什么是钙离子拮抗剂？它是怎么起作用的

钙离子拮抗剂通常是指通过阻滞钙通道来降低血压的化学

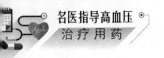
制剂(又称钙通道阻滞药、钙拮抗药),它可以选择性抑制钙离子
经细胞膜上的钙通道进入细胞内,具有扩张血管和负性肌力作
用、松弛血管平滑肌、减少末梢血管阻力,从而降低血压,但不减
少脑、冠状动脉和肾血流量。钙拮抗剂可抑制心肌的收缩力及
传导,并抑制血管平滑肌的收缩,使血管扩张。

常用的钙离子拮抗剂有哪些? 有什么特点

临床上常用的钙离子拮抗剂有 3 类:苯烷胺类(如维拉帕
米)、二氢吡啶类(如第一代硝苯地平;第二代缓释硝苯地平、非
洛地平;第三代拉西地平、氨氯地平)和地尔硫䓬类(如地尔硫
䓬)。各种钙通道阻滞药均能有效降低血压,降压作用较温和,
可同时降低收缩压和舒张压,还可逆转高血压所致的左心室肥
厚,不良反应轻微,长期服用无耐受性,对脂质、糖、尿素以及电
解质无明显影响。各种钙通道阻滞药扩张血管的程度不同,以
二氢吡啶类作用最强。

利尿剂的使用有哪些原则

(1) 从小剂量开始,根据病情逐渐加量,尤其是老年患者用
强效利尿剂时更应注意,以免造成低血压及电解质紊乱。

(2) 首选适度长效利尿降压剂,如氢氯噻嗪(双氢克尿塞)或

吲达帕胺等。如果用小剂量达不到理想的降压效果,应与其他降压剂(血管紧张素转换酶抑制剂、血管紧张素Ⅱ受体拮抗剂或钙拮抗剂)合用,无效或慢性肾衰患者宜选用强效降压利尿剂,如呋塞米(速尿)等。

(3) 用利尿剂时不需限钠,但勿食高盐饮食,并适当增加饮食钾的摄入量。

(4) 保钾利尿剂为弱效利尿降压剂,单独应用效果差,常与其他利尿剂合用以防丢失钾,所以应用该类药时补钾量可适当减少。

(5) 单独应用强效降压利尿剂时应补钾,但和血管紧张素转换酶抑制剂合用时不需补钾。

(6) 有痛风病史的患者不宜选用利尿剂降压治疗;1型、2型糖尿病和有高脂血症的患者利尿剂使用剂量不宜过大。

噻嗪类利尿剂是不是用量越大降压效果越好

噻嗪类利尿剂(如氢氯噻嗪)是一种较为常用的利尿剂,噻嗪类利尿剂的剂量反应曲线平坦,用小剂量即可达到最好的降压效果,而不必增大剂量。对这类降压药有效的高血压病患者,12.5 mg氢氯噻嗪即可使 1/2～2/3 的人血压降低,增加到 25 mg 有反应的人数会再增加 10%～15%;增加至 50 mg,最多增加不到 10% 的反应人数,且不良反应增多,所以还是小剂量使用为好。

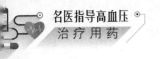
利尿剂主要的作用机制及不良反应如何

不同的利尿剂利尿的原理或者作用的部位不一样,不良反应大同小异。利尿剂都可以导致血压下降、脱水,大部分的利尿剂引起低钾血症,除了保钾利尿剂。低钾血症时鼓励患者多吃富含钾的食物。使用利尿剂时要注意血钾的情况,因为低钾血症容易导致洋地黄药物中毒。利尿剂一般建议上午服用,不要在晚上睡觉前服用,以免影响睡眠。使用利尿剂后要注意观察尿量。

利尿剂有哪些种类

(1) 噻嗪类:比如氯噻嗪、氯噻酮。主要作用于肾脏的远曲小管,抑制钠的重吸收,这样钠被排出去,水也就跟着被排出去了。不良反应是可以引起低钾低钠血症、低血压、血液抑制等。

(2) 髓襻利尿剂:主要药物是呋塞米,在髓襻抑制钠重吸收。不良反应主要是可以引起低钠低钾、胃肠道不适、低血压、血液抑制,还有一个很重要的不良反应——耳毒性。

(3) 保钾利尿剂:大部分的利尿剂都排钾,只有几种利尿剂是保钾的。最常见的保钾利尿剂——螺内酯。这类药主要的不良反应是高钾血症、血液抑制,使用时应注意检测血钾情况。

（4）渗透利尿剂：有渗透压的晶体到达肾脏把水分带出体外。主要有甘露醇。

服用利尿剂要注意哪些情况

（1）如果需要在家长期服用利尿剂，要学会自称体重、自检水肿的方法，并按时记录。每日在清晨称重，要保证在同一条件、同一磅秤。注意观察眼睑水肿、踝部凹陷、戴戒指的手指感到发紧或呼吸困难等情况。如出现排尿量不够，应及时就医检查。

（2）口服利尿药最好饭时或饭后服用，减少对胃肠的刺激。服药时间应尽量安排在早晨或上午，以免夜尿过多影响休息和睡眠。

（3）利尿后会出现明显消瘦的情况，这是相对利尿前的水肿而言，要有足够的心理准备，对待外观体形的变化。

（4）若同时连续服用利尿药和其他药物，应尽量安排在不同的服药时间。需要了解药物的作用，会观察不同类型的利尿药可能引起的不良反应。学会观察有关低血钾、高血钾的症状，如有恶心、呕吐、腹胀、心律不齐则表明血钾过低；而嗜睡、极度疲乏和心率减慢常提示有血钾升高，一旦出现此类症状应及时就医，由医生对现行的药物治疗做调整。

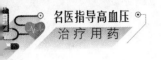

服用噻嗪类利尿剂要注意哪些问题

(1) 口服时与饭同服,可以减轻胃肠道反应。服药时间应安排在清晨早饭后,如每日服药 2 次,第二次服药时间尽量不要晚于下午 3 点,以免夜尿多而影响睡眠。

(2) 开始用药会尿量增加,次数增加,感到全身无力;继续用药后疲劳不适感可消失,尿量也不再增加,但抗高血压效果依然存在。如有直立性低血压出现,应采取以下措施:由卧位转坐位时宜慢;男同志排尿时,尤其在夜间,应取坐位而不取站位;避免洗热水浴或热淋浴;不要久坐,如坐飞机或旅行,每小时起来走动一下;不可自行再吃其他药,应按医生处方服用。

(3) 因本药可能影响糖代谢,尤其是大剂量使用时影响更为明显,所以糖尿病患者用本药应注意监测血糖。

(4) 需观察有无肌肉疼痛、多尿、口干、厌食等低钾症状的出现。

(5) 用药期间应注意进食富含钾的食物,如香蕉、果汁、杏、牛肉、鸡、马铃薯等,如每天吃香蕉和橘子汁更好。

常用的 α 受体阻滞剂有哪些

α 受体阻滞剂相比其他一些降压药物而言,应用不是非常广泛,主要用于一些嗜铬细胞瘤等继发性高血压病的患者,常用的 α 受体阻滞剂有:哌唑嗪,可阻断 α_1 受体,降低外周阻力,同时它不阻滞 α_2 受体,对心输出量和心率影响小。此外还有酚妥拉明,可阻滞 α_1、α_2 受体,降低外周阻力,使心输出量增加、心率增快,适用于嗜铬细胞瘤的高血压治疗。

如何合理选用 α 受体阻滞剂

以前出现的 α 受体阻滞剂通常为非选择性的,如酚苄明与酚妥拉明,在阻断 α_1 受体的同时,也阻断了 α_2 受体,使得某些患者出现心率加快的不良反应,同时其降血压的效果也不是非常理想,所以在很大程度上限制了这个药物被广泛地推广和使用。而现在更多的药物是选择性 α_1 受体阻滞剂,以哌唑嗪和特拉唑嗪为代表,克服了这一缺点,有效地减少了心率加快的不良反应。

哌唑嗪和特拉唑嗪主要用于治疗高血压,使用后约有半数高血压病患者的血压可以控制。尤其对于利尿剂和 β 受体阻滞剂不能满意控制血压的患者,用哌唑嗪、特拉唑嗪有效。若与利尿剂、β 受体阻滞剂或其他血管扩张剂合用,可以提高疗效。

该药的最大优点是没有明显的干扰代谢作用,而且对于血脂有良好影响。它能降低总胆固醇与低密度脂蛋白胆固醇、甘油三酯,增加高密度脂蛋白胆固醇,所以,适用于糖尿病、周围血管病、哮喘病及高脂血症的高血压病患者。

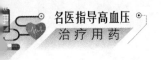
为什么要几种药物连用？怎么样正确合用各种类型的降压药物

对于大多数高血压病患者来说，如果上述的单一药物治疗依旧无法控制血压，而单纯依靠增加药物剂量常伴随不良反应加重(如血管紧张素转换酶抑制剂引起的咳嗽)，患者往往难以忍受，这时依据不同类别降压药的降压机制上的协同作用，可以使得降压效果增大而不增加或较小增加不良反应，通常选择小剂量的两种或两种以上的抗高血压药物联合应用使血压达标。目前联合用药已是控制血压的主流观念和方法，所以不必过于担心是不是多种药物会产生更多的不良反应。但是切记：联合用药而不是同一种类的降压药重复用药，因为一来效果不佳，二来增加不良反应。正确选择合用各种降压药物要注意其各种药物的不良反应及作用机制，不要把一些不良反应一致的药物合用，以免造成不良反应的叠加，引起严重的不良反应。应该严格在医生的指导下合用降压药物。

目前常见的复方制剂有哪些

目前存在的另一种很常见的联合用药形式，那就是固定复方制剂的降压药，虽然我们不能调整其中不同组分药物的剂量，但是患者使用方便。目前常见复方降压制剂如下。

(1) 氯沙坦氢氯噻嗪(海捷亚)：每片含氯沙坦 50 mg 或 10 mg/氢氯噻嗪 12.5 mg 或 25 mg,这两种药物可互相作为补充,后者降低血钾,升高尿酸水平,而前者则防止血钾丢失,降低尿酸水平,起到了防止代谢异常的作用。

(2) 厄贝沙坦氢氯噻嗪(安博诺)：每片含厄贝沙坦 150 mg、氢氯噻嗪 12.5 mg。

(3) 复方卡托普利片：每片含卡托普利 10 mg、氢氯噻嗪 6 mg。

(4) 培哚普利吲达帕胺(百普乐)：每片含培哚普利 2 mg、吲达帕胺 0.625 mg。

(5) 复方比索洛尔(诺释)：每片含比索洛尔 2.5 mg、氢氯噻嗪 6.25 mg。

(6) 复方缬沙坦(复代文)：每片含缬沙坦 80 mg、氢氯噻嗪 12.5 mg。

(7) 复方利舍平氨苯蝶啶(北京降压 0 号)：每片含氢氯噻嗪 12.5 mg、氨苯蝶啶 12.5 mg、硫酸双肼屈嗪 12.5 mg,以及利舍平 0.1 mg。

(8) 复方利舍平(复方降压片)：每片含利舍平 0.032 mg,氢氯噻嗪 3.1 mg,维生素 B_6 1 mg,泛酸钙 1 mg,三硅酸镁 30 mg,氯化钾 30 mg,双肼屈嗪 4.2 mg,异丙嗪 2.1 mg。

(9) 阿米洛利氢氯噻嗪(复方阿米洛利)：每片含盐酸阿米洛利 2.5 mg/氢氯噻嗪 25 mg。

(10) 珍菊降压片：每片含可乐定 30 μg、氢氯噻嗪 5 mg、芦丁 20 mg、野菊花膏粉、珍珠层粉等。

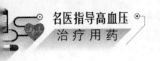

珍菊降压片效果好吗？有何不良反应

珍菊降压片是中西药复方片剂,每片含可乐定 30 μg、氢氯噻嗪 5 mg、芦丁 20 mg,及野菊花膏粉、珍珠层粉等。它同时具有利尿剂和中枢降压药的不良反应。主要的不良反应有:口干、低钾血症;少数患者可以出现糖耐量降低,脂代谢异常;对其中部分成分敏感的患者还可以出现药物过敏等。但是值得注意的是,服用该药出现的不良反应与其所含利尿剂有关,不必过度焦虑。如果出现严重的不良反应,则应该去医院就诊或及时咨询医生。

高血压的饮食及运动治疗

高血压饮食治疗总的原则是什么

　　饮食治疗要适量控制热能及食盐量,降低脂肪和胆固醇的摄入水平,控制体重,防止或纠正肥胖,利尿排钠,调节血容量,保护心、脑、肾血管功能。采用低脂、低胆固醇、低钠、高维生素、适量蛋白质和热能饮食。节制饮食,定时定量进食,不过饥过饱,不暴饮暴食,食物种类齐全,营养素比例合理,不挑食、不偏食。宜进食清淡饮食,忌油腻食物过量,造成消化不良。

高血压病患者对于食物中电解质的摄入有什么要求

　　(1)限制钠摄入:食盐含大量钠离子,人群普查和动物试验都证明,吃盐越多,高血压病患病率越高,限制食盐后血压有可能降低。低钠饮食时,全天钠的摄入应保持在 500 mg,维持机体代谢。但也应防止低钠血症,供给食盐以 2～5 g/天为宜。

　　(2)补钾:限钠的同时应注意钾,钾钠之比至少 1.5：1;有些利尿药可使钾大量从尿中排出,故应供给含钾丰富食物或钾

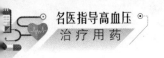

制剂。含钾高的食物有龙须菜、豌豆苗、莴笋、芹菜、丝瓜、茄子等。

（3）钙：钙治疗高血压病有一定疗效，有研究发现，每天摄入1 g钙，连用8周可使血压下降，所以积极补钙有利于控制血压。含钙丰富的食物有黄豆及其制品、核桃、牛奶、花生、鱼、虾、红枣、韭菜、柿子、芹菜、蒜苗等。

（4）补充足量维生素C：大剂量维生素C可使胆固醇氧化为胆酸排出体外，改善心脏功能和血液循环。橘子、大枣、番茄、芹菜叶、油菜、小白菜、莴笋叶等食物中，均含有丰富的维生素C。多吃新鲜蔬菜和水果，有助于高血压病的防治。其他水溶性维生素，如维生素B_6、维生素B_1和维生素B_{12}，均应及时补充，以防止缺乏。

高血压病患者不宜过多食用的食物有哪些

（1）油炸类食品：是导致心血管疾病的元凶（油炸淀粉）。

（2）腌制类食品：是导致高血压、肾负担过重、鼻咽癌等的重要因素。

（3）饼干类食品（不含低温烘烤和全麦饼干）：其中含有食用香精和色素过多，对肝脏功能造成负担，过多食用对高血压病患者不利。

（4）加工类肉食品：肉干、肉松、香肠等脂肪和盐类含量过高，多食对高血压病患者不利。

（5）汽水、可乐类食品：含磷酸、碳酸，多食会带走体内大量的钙。

(6) 方便类食品:主要是指方便面和膨化食品,盐分过高,含防腐剂、香精等,对高血压病患者不利。

(7) 罐头类食品:包括鱼肉类罐头和水果类罐头,其中含有防腐剂,过多食用破坏维生素,严重者可以使蛋白质变性。

(8) 话梅蜜饯类食品:如果脯,其中含有一定量的亚硝酸盐,过多食用对高血压病患者不利。

(9) 冷冻甜品类食品(冰淇淋、冰棒和各种雪糕):含奶油,过多食用极易引起肥胖,加重高血压的病情。

哪些食物适合高血压病患者食用

这里所介绍的适合高血压病患者的食物,应该说既是大众喜爱食用、容易找到的食物,又是性有所偏、对高血压病患者具有某些治疗功效的食物。大致概括起来,有这么几类。

(1) 叶菜类:芹菜、茼蒿、苋菜、汕菜、韭菜、黄花菜、荠菜、菠菜等。

(2) 根茎类:茭白、芦笋、萝卜、胡萝卜、荸荠、马蹄。

(3) 瓜果、水果类:西瓜、冬瓜、番茄、山楂、柠檬、香蕉、红枣、桑葚、茄子。

(4) 花、种子、坚果类:菊花、罗布麻、芝麻、豌豆、蚕豆、绿豆、玉米、荞麦、花生、西瓜子、核桃、葵花籽、莲子心。

(5) 水产类:海带、紫菜、海蜇、海参、海藻、牡蛎、鲍鱼、虾皮、

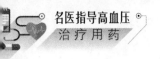
银鱼。

(6) 动物类及其他:牛奶(脱脂)、蜂蜜、食醋、豆制品、黑木耳、白木耳、香菇等。

食物的烹饪有什么讲究吗

很多食物如果适当烹饪的话,给高血压病患者带来的好处就会更多。

(1) 黑木耳:用清水将黑木耳浸泡一夜后,上屉蒸 1～2 小时,再加入适量冰糖,每日服 1 碗,可治高血压、血管硬化等。

(2) 芹菜:有良好的降血压作用,尤以芹菜根煎服为佳。

(3) 荸荠、海蜇头:各 50～100 g(1～2 两),洗去盐分,煮汤饮,名"雪羹汤",有良好的降血压作用。

(4) 菠菜:含有蛋白质、纤维素、蔗糖、葡萄糖、果糖和 B 族维生素、维生素 C、维生素 D、维生素 K、维生素 P(路丁),可作为治疗高血压和糖尿病的药用食物。

(5) 绿豆:适量装入猪胆内,阴干研粉,每次 7.5～10 g,每日 2 次,有降血压的作用,适用于头晕、头痛的高血压者。

对于高血压病患者有哪些好的饮食习惯值得推荐

(1) 早餐时吃些甜瓜和酸奶。甜瓜和酸奶矿物质钾的含量较高,有助于控制血压。有研究发现,每周 6 天吃含 1 g 钾的食物,如 1 个马铃薯、1 只大香蕉或 226 g 牛奶,5 周后血压可下降 4 mmHg。

(2) 多喝橙汁。橙汁含丰富的维生素 C,维生素 C 有助于血管扩张。每日服用 60 mg 维生素 C 片,或者多吃些蔬菜、辣椒、柠檬和其他酸味水果,也可起同样作用。

(3) 清晨避免过度疲劳。一般来说,心脏病往往在早晨发作,原因之一是在上午 11 时前,人的血压至少比其他时间高出 5 mmHg。

(4) 少喝咖啡。咖啡因可使血管收缩,导致血压升高。如果一天之内口服相当于 2 杯咖啡的咖啡因,人的血压就会上升 2～3 mmHg,对于高血压病患者而言是很不利的。

(5) 经常吃些大蒜。大蒜可帮助保持体内一些酶的适当数量而避免出现高血压。每天吃 2～3 瓣大蒜,是降压的最好的简易办法,食用 600～900 mg 蒜泥,平均降压 11 mmHg。

(6) 多吃鲑鱼。因为鱼肉中所含的蛋白质和脂肪酸有助于保持动脉的弹性。此外,经常食用鱼肉还可减轻体重,至少不会使躯体臃肿。

(7) 不要把面包作为晚餐的主食。

高血压病患者如何做到合理饮食

合理的饮食结构有助于保持血压平稳。合理的饮食是指高

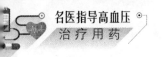
纤维素、低盐及低脂饮食,应多吃水果、蔬菜和谷物。

首先,可使用非盐调味品增加食物美味,少吃加工过的食物,因为这类食物含有较多的钠盐。

其次,一些饮料,如可乐类含有咖啡因可在短时间内使血压升高,应注意避免。

另外,研究人员发现,维生素和微量元素同样有助于降低血压。建议多吃新鲜蔬菜和水果,如香蕉中的钾可帮助降低血压。另经证明,每日摄入 800 mg 钙和 300 mg 镁对治疗高血压有益,多种菜籽、坚果、大豆、豌豆和深色蔬菜中含有丰富的钙和镁。

高血压病患者须控制主食及脂肪摄入量,尽量少用或不用糖果点心、甜饮料、油炸食品等高热能食品。减少烹调用盐量,尽量少吃酱菜等盐腌食品。少吃肥肉及各种动物性油脂,控制动物脑、鱼子等高胆固醇食物。食用油尽量选用豆油、花生油、葵花籽油等植物油。多吃一些新鲜蔬菜、水果,尤其是深色蔬菜。适当增加海产品摄入,如海带、紫菜、海鱼等。

食 谱 一

早餐:麦片 1 碗、脱脂奶 1 杯、香蕉 1 只。

午餐:米饭 1 碗、粉丝杂菜煲 1 碗、番茄菠萝炒鸡肉(肉 75 g)、苹果 1 个。

晚餐:水饺汤面 1 碗、蔬菜 1 碟、橙 1 个。

食 谱 二

早餐:小米粥(小米 50 g),馒头(面粉 25 g)。

午餐:清蒸鱼(鲫鱼 100 g),素炒油菜(油菜 200 g),米饭(大米 100 g),水果适量。

晚餐:肉末豆腐(瘦猪肉末 50 g,豆腐 100 g),拌黄瓜(黄瓜 100 g),拌番茄(番茄 100 g,白糖 10 g),米饭(大米 100 g),水果适量。

加餐:牛奶(鲜牛奶 250 ml)。

高血压病患者是不是吃盐越少越好

低盐饮食并不是说吃盐越少越好,更不是不吃盐。若过度限盐会有一定的不良影响。钠盐严重摄入不足,会使机体细胞内外渗透压失去平衡,促使水分进入细胞内,从而产生程度不等的不良反应。若长期过度限制盐的摄入,会导致血清钠含量过低,从而引起神经、精神症状,出现食欲不振、四肢无力、晕眩等现象,严重时还会出现厌食、恶心、呕吐、心率加速、脉搏细弱、肌肉痉挛、视力模糊、反射减弱等症状,医学上称为"低钠综合征"。急剧限盐能使体液容量下降,肾素-血管紧张素系统及交感神经系统活性增加,可导致部分患者的血压升高。

医学实践告诉我们,低盐饮食对高血压病患者是非常有益的,但不是所有的人都需要低盐饮食。一个人是否需要低盐饮食,应视自己的健康状态而定,必要时咨询医生。

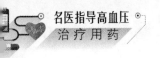

高血压病患者为什么要控制食盐的摄入

食盐是日常生活中不可缺少的调味料,也是钠和氯离子的主要来源,对维持人体的生命活动有着重要的作用。但现代医学研究表明,摄入过多的盐,会使血压升高,不利于高血压的防治,故必须限盐。限制钠盐的摄入的效果是可以降低系统性高血压和改善肾脏局部血动力学的影响以及改善降压药物的效果。一般人在无特别限制下,每日的盐分摄取量约在 12 g 以上。而根据研究结果显示,以低盐饮食治疗高血压病患者 1 个月,如果每日仅摄取 6 g 的食用盐,可以降低血压 8/5 mmHg;如果将每日的盐摄取量减少为 3 g,则可降低血压 16/9 mmHg,效果相当好。所以应指导患者限制钠盐摄入后再合理应用降压药。

如何做到低盐饮食

要保证低盐饮食就要多吃天然食品,少吃或不吃加工好的食品。天然食品中钠含量低而钾的含量较高,多数加工好的食品加入了钠而去掉了钾。在做菜时不加盐,但为了保持口感,可在吃时加少许食盐。不吃隔夜饭菜。不吃或少吃快餐,因为多数快餐中钠的含量较高。

低盐饮食的四要素就是:少吃腌制食品,远离加工食品,限制使用调味品,吃盐要吃低钠盐。

(1) 少吃腌制食品:平时我们会用到一些腌制食品来佐餐,尤其是早餐时,其含盐量都很高。如榨菜、泡菜、咸菜、咸肉、咸蛋等。100 g榨菜里含盐量就达11 g。

(2) 少吃加工食品:食品在加工过程中往往都加入了盐,有些含盐量还很高,如方便面、火腿肠等。不但其含盐较高,并且加工食品中所含的盐量不宜控制和计算。所以要自己做,加多少盐自己心里明白。

(3) 限制使用调味品:少放酱油,少加味精。酱油、醋、味精等调味品中都含有盐。

(4) 吃盐要吃低钠盐:如觉得菜无味,可以使用低钠盐,这种盐中钠的含量少了,但是口味不淡,而且加了钾,对于低钾的患者很合适。

对于那些口味较重的人,应该逐渐减少盐的摄入,不追求一步到位。在日常生活中,正确估计食盐的量具有特别重要的意义。瓷勺一平勺盐量约为18 g,瓷勺一平勺酱油相当于食盐3 g,咖啡勺一平勺食盐约为3 g,一小撮(用3个手指尖)食盐约为2~3 g,可根据需要选用。

多吃味精也会加重高血压吗

一般人都知道,少吃盐对预防和治疗高血压有非常重要的意义。不过,有些人为控制食盐的摄入而用味精来提味,这同样

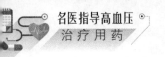
不利于高血压的预防和病情的控制。这是因为,食盐的成分是氯化钠。食盐过多,钠在体内可以引起体液特别是血容量增加,从而导致血压升高,心脏负担加重。而味精的主要成分是谷氨酸钠,在体内会分解形成谷氨酸和钠离子,相当于另一种形式的"盐",味精吃多了也会引发和加重高血压。越是血压高的人,味觉越不灵敏,越是要求味道的浓重,所以,很容易形成恶性循环。为了从根本上使血压得到控制,就应从忌口开始做起。

为什么高血压病患者应该少吃含"隐形钠"食品

虽然人们注意控制菜肴等副食的用盐量,但对于一些含"隐形盐"的食物却容易忽视。因此,除盐之外,高血压病患者还要注意限制以下含"隐形钠"的食物的摄入:①腌黄瓜、酸菜、咸蛋、咸鱼等盐腌的食物;一汤勺酱油可能就含有 700~800 mg 的钠,最好选用低钠或者少钠的酱油。②用发酵法制作的面食为主食,是高血压病患者的又一忌。因为发酵面食里都放碱,食用碱的主要成分是碳酸氢钠或碳酸钠。如果以发面食品馒头做主食,仍然不能避免或减少机体对钠盐的摄入,比如吃 250 g 加碱馒头相当于增加 2 g 盐,如果一个人每天吃 8 两(400 g)的馒头,无形之中就增加了 3.2 g 的盐。所以,高血压病患者不宜常食用发面食品,需要严格忌盐的高血压病患者,最好以米为主食,或者吃不发面的面食。③"隐形"含钠高的食物有皮蛋、板鸭、鲱鱼、红肠、火腿、豆腐、香干、豆干、蜜饯、橄榄、烤过的花生、罐装的番茄汁、罐装的泡菜等食物。④还要注意一些含钠较高的蔬菜,如牛皮菜、萝卜、茼蒿、大白菜、菠菜等。

食物中盐放少了不好吃怎么办 ⊃

多数人认为低盐饮食很不"下饭",影响食欲。下面介绍一些低盐饮食的烹制方法。

(1) 尽量利用蔬菜的本身味道。蔬菜本身的清香味能够刺激味蕾,增进食欲,如番茄炒鸡蛋、番茄菜花、肉丝炒柿椒、清蒸茄子。

(2) 集中放盐。把盐末直接撒在菜上,味蕾受到强烈刺激,可以促进食欲。

(3) 菜肴在热的时候,盐味可被热的刺激所掩盖,所以盐分不知不觉就摄取多了,因而菜肴宜放凉到一定程度后再吃。

(4) 多吃新鲜菌类。以蘑菇、木耳、海带为主料的汤菜,味鲜色浓,并有补益功能,可加少许盐或不加。菌类还有软化血管的作用。

(5) 多尿时,可以使用不含钠、钾的特制盐;但尿少时忌用。

低盐饮食以后营养不够怎么办 ⊃

低盐饮食容易丧失食欲,从而造成营养缺乏,所以应在摄取

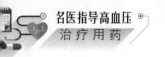

营养方面充分注意以下几个原则。

(1) 适当多吃含碘较多的食物,如海带、海蜇等,不但可以补充营养,而且可以防止动脉硬化的发生和发展。

(2) 充分摄取维生素丰富的果蔬。维生素 C、维生素 P(路丁)、维生素 PP(烟酸)、维生素 B 等都有降低血液胆固醇和减轻动脉硬化的作用,有助于高血压病患者的康复。

(3) 鱼、肉、蛋、奶类动物性蛋白质中含有牛磺酸、蛋氨酸等降压成分。充分摄取不但对提高机体功能有益,而且可防治高血压病。

(4) 大豆类富含植物蛋白质,多吃这类食物可使血管强化,抑制胆固醇上升,防止高血压引起的脑卒中(中风)。

(5) 马铃薯类由于含钾较高,有利尿效果,可促使体内的钠盐排出,可以多吃。但值得注意的是,由于其含钾较高,对高钾患者不适合。

为什么要低脂饮食

血中胆固醇升高在动脉硬化发生、发展中起重要作用,故积极降低血中胆固醇含量对防治动脉硬化与冠心病有重要意义。合理的膳食可起防治作用,适当摄入低脂肪、优质蛋白质食物。每日脂肪的摄入不超过 50 g,在限量范围内选择富含不饱和脂肪酸的油脂和肉类,它们可能会减少动脉硬化的发生,对增加微血管弹性、预防血管破裂、防止高血压并发症的发生有一定作用。

高血压病患者可以饮用牛奶吗

当然可以。牛奶和鸡蛋是传统的营养佳品，为什么这样说呢？众所周知，牛奶的营养是非常好的，所含有的营养成分是很完全的。牛奶营养丰富，所含有的营养成分合理、完全，符合人体需要，而且容易被人体吸收。牛奶含有人体生长发育必需的各种氨基酸。牛奶中的赖氨酸、色氨酸、苯丙氨酸、亮氨酸、异亮氨酸、苏氨酸、蛋氨酸、缬氨酸等 8 种必需的氨基酸的含量齐全，比例适当，属于完全蛋白质。是人体最佳蛋白质来源。牛奶中除了蛋白质外，还有脂肪。牛奶脂肪含量一般为 3% 左右，牛奶中的脂肪呈乳化状态，以脂肪球的形式存在，平均直径只有 2.5 μm，人体摄入后不需要消化液乳化，就可以直接吸收。牛奶脂肪中除了含有 14 个碳以上长链不饱和脂肪酸，如二十二碳六烯酸（docosahexaenoic acid, DHA）、二十碳五烯酸（eicosapentaenic acid, EPA）外，还有少量磷脂。乳糖是牛奶中特有的糖类，乳糖除了提供热量以外，还被认为是除维生素 D 以外，又一种促进钙吸收的因子。牛奶中含有许多维生素，对维持人体正常的生理活动，十分重要。牛奶中的钙含量丰富，1 ml 牛奶中含有 1 mg 人体能吸收的钙。牛奶不但含钙量高，而且容易吸收，这一点是其他食品所不能比的，饮用牛奶是人体补充钙的最好方法。而且近年来，人们的血尿酸水平在上升，高尿酸血症或痛风的发生率也在不断上升，但是饮用牛奶不会引起血尿酸水平

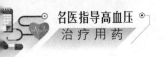
的升高。综上所述,高血压病患者完全可以饮用牛奶。每天1瓶
(250 ml)的牛奶是有利的。

哪些水果可以降血压

(1) 山楂:山楂能扩张血管,降低血压,降低胆固醇。可选野
山楂10粒(鲜品为佳),捣碎加糖30 g,水煎常服,有良好的降压、
健胃作用。

(2) 香蕉:香蕉含有多种维生素,能清热降压,可常食。用香
蕉皮或果柄30~60 g,煎汤服也有效。有条件的取适量香蕉花煎
水服,疗效更佳。

(3) 荸荠:有清热降压的作用。可用鲜荸荠(洗净、去泥)、海
蜇(洗去盐分)各30~60 g,煮汤,每日分3次服。既能降压又可
化痰止咳。

(4) 菠萝:常食菠萝能加强体内纤维蛋白的水解作用,对高
血压水肿、血栓形成等有改善血液循环、消除水肿炎症的良好
作用。

(5) 乌梅:富含枸橼酸、苹果酸、琥珀酸。高血压头晕失眠、
夜难入睡者,可取乌梅3枚加冰糖适量开水炖服,有降压、安眠、
清热生津作用。

(6) 橘子:含大量维生素C、葡萄糖等十多种营养素。对慢
性肝炎引起的高血压,蜜橘可以提高肝脏解毒作用、加速胆固醇
转化、防止动脉硬化。

哪些蔬菜有降血压的作用

(1) 大白菜:白菜叶含有较多的维生素 C,常食对预防动脉粥样硬化或某些心血管病大有好处。

(2) 番茄:对于高血压并伴有眼底出血的患者,每天早晨吃新鲜番茄 1~2 个,也能收到降压、止血之效,但食用前宜用沸水烫洗,以免感染细菌和寄生虫。

(3) 茄子:紫色茄子中含有丰富的维生素 P 和皂苷等物质。常吃茄子,可使血液中胆固醇水平不致增高,还能提高毛细血管抵抗力,因而具有很好的保护心血管的功能。

(4) 竹笋:竹笋具有低脂肪、低糖类、高纤维素的特点,是高血压病患者的适宜食物。

(5) 黄瓜:黄瓜所含纤维素对降低胆固醇有一定作用。临床实践还证明,黄瓜藤有良好的扩张血管、减慢心率、降低血压和胆固醇的作用。

(6) 冬瓜:冬瓜中含钠量较低,因而是肾脏病、水肿病、高血压病患者的理想蔬菜。

(7) 海带:海带中的褐藻氨酸具有降血压的作用。

(8) 紫菜:味甘、咸,性寒,能降低血浆胆固醇。以紫菜与决明子共水煎服,可治疗高血压。

(9) 香菇:含有多种化学成分,具有调节人体新陈代谢、帮助消化、降低血压等功效。

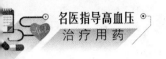

（10）黑木耳：黑木耳能降低血液凝集，因而对于高血压、血管硬化、冠心病等心脑血管病患者颇为有益。

（11）银耳：适用于一切老弱妇孺、病虚体弱者，对高血压及血管硬化者尤为适宜。

哪些食物有降低血压、血脂的作用

以下一些食物有明显的降低血压、血脂的作用，如山楂有着明显的降低血脂作用；植物油中含亚麻油酸、麻油烯酸等，亦有降低血中胆固醇水平的作用，以植物油代替动物油做菜，对高血压与动脉硬化患者最为适宜；大豆蛋白可以降低血浆胆固醇浓度，防止高血压的发生、发展。每周进食 2～3 次鱼类、鸡类蛋白质，可改善血管弹性和通透性，增加尿钠的排出而起到降压作用。此外，脱脂牛奶、酸奶、海鱼类等，对于降压也有一定作用。

减少膳食脂肪，适量增加优质蛋白质。食用油选用植物油，每人每日少于 25 g，少吃或不吃肥肉和动物内脏，其他动物性食品每日也不应超过 50～100 g，每人每周可吃蛋类 3～4个，每天奶制品 250 g、豆制品 500 g、鱼类 300～400 g，少吃糖类和甜食。

要限制含胆固醇高的食物。如动物内脏、肥肉、鱼子、蛋黄、乌贼鱼等。如果长期进食高胆固醇的食物，可能导致高脂血症，使动脉内脂肪沉积，加重高血压的发展。

哪些食物适合夏季食用

夏天温度较高,对于高血压病患者而言也是一个比较不适应的时期,那么高血压病患者的夏令食疗有什么特殊讲究吗?下面就给大家推荐一些比较适合夏天食用的食品。

菊花决明子茶

取决明子15 g,加水煮沸15分钟,滤汁泡入杭菊花6 g,当茶饮用。药理研究证实,菊花与决明子有减少血中胆固醇、降低血压的作用。暑天泡茶饮用,对于肝火较旺、头痛目赤、心烦善怒、口渴汗出较多的高血压病患者,不无裨益。

海蜇丝瓜汤

海蜇皮30 g,鲜嫩丝瓜500 g,虾米10 g,煮汤饮用。海蜇皮有软坚化痰、滋阴平肝、消积润肠的功能;丝瓜能清热凉血、平肝祛风;少量虾米既能调味,又能补肾。夏季用此汤佐餐,对高血压病患者颇为适宜。

玉 莲 饮

取玉米须60 g,莲心5 g,煎水作茶饮,有清热、安神、除烦的作用。患有高血压、神经衰弱者饮此方甚好。

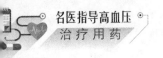

冰糖醋酸饮

镇江陈醋 100 ml,冰糖 500 g,混合使之溶化,储瓶中备食用。每次饮用时取出 2 汤匙,放入冰块适量,慢慢呷服。冰糖陈醋甘酸化阴,既能养阴平肝,又能祛瘀通脉,用于伏暑清凉降压,较为适宜。

芹 菜 汁

取鲜芹菜 250 g,洗净,用沸水烫 2 分钟,切碎绞汁,每次服 1 小杯,每日 2 次。芹菜能平肝清热。实验表明,芹菜有明显降压作用。

山楂荷叶茶

山楂 15 g,荷叶 12 g,煎水代茶。山楂有扩张冠状动脉、舒张血管、降脂、降压等多方面的功效;荷叶能清热解暑、健脾开胃。此茶适宜于高血压兼高脂血症患者暑天常饮。

拌 菠 菜

新鲜菠菜 250 g,洗净,置于加入少许食盐的沸水中烫2 分钟取出,加适量麻油拌食。此法具有疏通血脉、下气调中、益血润肠的功效,常用来治疗高血压之便秘、头痛、面红、目眩等症。

哪些茶对于高血压病患者比较有好处

对于高血压病患者而言,经常用中药泡茶饮用也能起到很好的辅助治疗作用。

(1)菊花茶:所用的菊花应为甘菊,其味不苦,尤以苏杭一带所生的大白菊或小白菊最佳,每次用3g左右泡茶饮用,每日3次;也可用菊花加金银花、甘草同煎代茶饮用,其有平肝明目、清热解毒之特效。对高血压、动脉硬化患者有显著疗效。

(2)山楂茶:山楂所含的成分可以助消化、扩张血管、降低血糖、降低血压。同时经常饮用山楂茶,对于治疗高血压具有明显的辅助疗效。其饮用方法为,每日数次用鲜嫩山楂果1~2枚泡茶饮用。

(3)荷叶茶:中医实践表明,荷叶的浸剂和煎剂具有扩张血管、清热解暑及降血压之效。同时,荷叶还是减脂去肥之良药。治疗高血压的饮用方法是,用鲜荷叶半张洗净切碎,加适量的水,煮沸放凉后代茶饮用。

(4)槐花茶:将槐树生长的花蕾摘下晾干后,用开水浸泡后当茶饮用,每天饮用数次,对高血压病患者具有独特的治疗效果。同时,槐花还有收缩血管、止血等功效。

(5)首乌茶:首乌具有降血脂,减少血栓形成之功效。血脂增高者,常饮首乌茶疗效十分明显。其制作方法为取制

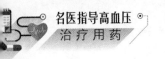

首乌 20～30 g,加水煎煮 30 分钟,待温凉后当茶饮用,每日 1 剂。

(6) 葛根茶:葛根具有改善脑部血液循环之效,对因高血压引起的头痛、眩晕、耳鸣及腰酸腿痛等症状有较好的缓解功效。经常饮用葛根茶对治疗高血压具有明显的疗效,其制作方法为将葛根洗净切成薄片,每日 30 g,加水煮沸后当茶饮用。

(7) 莲子心茶:所谓莲子心是指莲子中间青绿色的胚芽,其味极苦,但却具有极好的降压去脂之效。用莲心 12 g,开水冲泡后代茶饮用,每天早晚各饮 1 次,除了能降低血压外,还有清热、安神、强心之特效。

(8) 决明子茶:中药决明子具有降血压、降血脂、清肝明目等功效。经常饮用决明子茶有治疗高血压之效。用 15～20 g 决明子泡水代茶饮用,每天数次,不啻为治疗高血压、头晕目眩、视物不清之妙品。

(9) 桑寄生茶:中草药桑寄生为补肾补血要剂。中医临床表明,用桑寄生煎汤代茶,对治疗高血压具有明显的辅助疗效。桑寄生茶的制作方法是,取桑寄生干品 15 g,煎煮 15 分钟后饮用,每日早晚各 1 次。

(10) 玉米须茶:玉米须不仅具有很好的降血压之功效,而且也具有止泻、止血、利尿和养胃之疗效。泡茶饮用每天数次,每次 25～30 g。在临床上应用玉米须治疗因肾炎引起的水肿和高血压的疗效尤为明显。

饮酒会引起血压升高吗

答案是肯定的。那么为什么饮酒会使血压升高呢？其确切的机制尚不清楚,可能与乙醇(酒精)引起交感神经兴奋、心输出量增加,以及间接引起肾素等其他血管收缩物质的释放有关。另外,长期饮酒还会造成心肌细胞损害,使心脏扩大而发展成心肌病。因此,专家建议:①儿童和青少年不要饮酒。②已有高血压病或其他心血管疾病者一定要戒酒。③已有饮酒习惯的成年人,应限制饮酒量,每日饮白酒最好不要超过 30 ml。④节假日或亲友聚会时,可适当饮些低度酒。

日常生活中有哪些简单易做的食物有利于降压

下面给大家介绍一些简单的食物,既方便制作,又可降压。

山 楂 粥

【原料】山楂 30～40 g,粳米 100 g,砂糖 10 g。

【制作】先将山楂入砂锅煎取浓汁,去渣,然后加入粳米、砂糖煮粥。

【用法】可在两餐之间当点心服食,不宜空腹食,7～10 天为 1 个疗程。

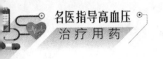
【功效】健脾胃,消食积,散瘀血。适用于高血压病、冠心病、心绞痛、高脂血症以及食积停滞、腹痛、腹泻、小儿乳食不消等。

桃 仁 粥

【原料】桃仁 10～15 g,粳米 50～100 g。

【制作】先将桃仁捣烂如泥,加水研汁去渣,同粳米煮为稀粥。

【用法】每日 1 次,5～7 天为 1 个疗程。

【功效】活血通经,祛痰止痛。适用于高血压病、冠心病、心绞痛等。

【宜忌】用量不宜过大;怀孕妇女及平素大便稀薄者不宜服用。

胡 萝 卜 粥

【原料】新鲜胡萝卜、粳米各适量。

【制作】将胡萝卜洗净切碎,与粳米同入锅内,加清水适量,煮至米开粥稠即可。

【用法】早晚餐温热食。本粥味甜易变质,需现煮现吃,不宜多煮久放。

【功效】健脾和胃,下气化滞,明目,降压利尿。适用于高血压病以及消化不良、久痢、夜盲症、小儿软骨病、营养不良等。

玉 米 糕

【原料】新玉米面450 g,红糖200 g,食用碱4 g,熟猪油15 g,发酵粉50 g。

【制作】把发酵粉和玉米面掺适量清水合成团后发酵,发酵好之后加上述其他原料揉均匀,然后用湿布盖好,饧1小时。再反复揉已饧好的面团,整块投入蒸锅铺平,用旺火蒸25分钟左右。

【用法】出笼略凉后刀切为块或菱状即可随意食用。

【功效】调中开胃,适用于高血压、咯血等症。

西米猕猴桃粥

【原料】西米100 g,猕猴桃200 g,白糖100 g。

【制作】洗净西米浸泡30分钟沥干,猕猴桃去皮用刀切成豆粒大小的丁块;大火烧开倒入西米,水开后改成中火将其他原料放入锅中,稍煮即成。

【功效】滋补强身,解热止渴,宜于高血压、肝炎等的中老年患者。

藕 藏 花 生

【原料】大藕1 kg,花生仁200~300 g,白糖若干。

【制作】在藕节的一端切开灌入花生米,灌满后将切下的藕节在切口处用竹签固定,放入锅内用冷水浸没,中火煮2小时至藕酥熟,然后挤汁水2碗。

【用法】食用时用刀切成厚片,每日2次为宜,以白糖佐食。

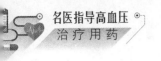

【功效】补脾润肺、止血化痰，高血压病、心血管病患者
宜食。

高血压病患者可以吃肉吗

肉包括猪肉、牛肉、羊肉、鸡肉、鸭肉等。那么，高血压病患
者可以吃肉吗？肉也是食品之一，没有不可以吃的理由。我们
提倡高血压病患者不要吸烟，尽量少饮酒，不要多吃零食，但没
有说不能吃肉。关键是饮食要合理，合理就是各种食品的量有
一定的比例，例如，脂肪占多少，蛋白质占多少，糖类（碳水化合
物）占多少。世界卫生组织推荐的理想膳食成分以及营养学会
或一些关于营养的书籍，对中国人民合理饮食的这3种成分的比
例建议为：脂肪占30%、蛋白质占12%、碳水化合物占58%。所
以说没有禁止吃肉，只是脂肪不要超过总热量的30%。高血压
病患者也一样，如果体重正常，没有高血脂、没有糖尿病、没有肾
脏疾病的话，也应该遵从正常人的饮食标准。

主食吃得太少容易患高血压吗

是的。调查研究发现，每日主食的摄入量＞600 g与每日主
食摄入量＜200 g者相比，高血压的危险性减少19%，高胆固醇
减少66%，高甘油三酯减少17%。所以要预防高血压，就要增加

米饭、面类等主食,减少动物性食品。必须调整饮食结构,使之合理化。近年来随着经济收入的增加,人们的饮食中动物性食品增加了,粮食类的主食减少了,这是不利于健康的。现在不少40岁以上的中年人,甚至还有三十几岁的年轻人,除了早餐在家中吃外,午餐、晚餐都在餐馆宴席中完成,菜肴大都是动物性食品,脂肪含量也高,再加上酒类饮料,不吃米饭,只吃少量面类点心,这样的饮食,粮食类的主食太少了,容易产生高血压。应该改变这种饮食方式,提高米、面类主食的比重。

高血压病患者如何进补

高血压病患者能否进补,这是许多患者所关心的问题。有人认为,补品补药多数能使血压上升,对高血压病患者不利,搞不好还会发生危险。其实不然,从中医的观点看,高血压病是由阴虚阳亢、阴阳两虚、肝肾阴虚、气血两亏以及心火上炎等阴阳失调引起。因此,根据"虚则补之""实则泻之"的原则,高血压病患者也可以通过进补来纠正人体的阴阳失调,调整机体的平衡,降低血压。只要牢牢掌握"辨证施治"的原则,因人而异选择补品,就会收到较好的效果。对于心火偏盛、用脑过度,出现心烦失眠、心慌心跳的高血压病患者,可内服朱砂安神丸、宁心安神丸、补心丸等。患者如果经常出现头昏眼花、心烦失眠、口干舌燥、腰膝酸软等肝肾阴虚、肝阳上亢诸症时,可常用枸杞子、制首乌、桑寄生、杜仲及阿胶等补肾滋阴平肝的药物,也可以选用六

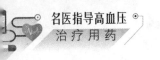

味地黄丸、杞菊地黄丸、首乌片等内服。失眠、头昏、健忘、面色苍白、神疲乏力等气血两亏者,可适量选用白术、黄芪、党参、当归、炙甘草等煎水内服;或党参、参芪膏等,每日 3 次,每次 1 汤勺,温开水冲服;也可用北芪 10 g,党参 10 g 炖瘦肉;或者用龙眼肉适量泡茶饮等,如伴有贫血者上述方法疗效更佳。

高血压病患者的食物选择有什么讲究

(1) 主食及豆类的选择:面粉、糙米、玉米、燕麦、荞麦、红薯、大豆、绿豆、大麦、小米等。

(2) 肉、蛋、奶的选择:猪瘦肉、牛肉、鸡肉、鸭肉、海蜇、鱼肉、海参、淡菜、蚕蛹等。

(3) 蔬菜的选择:芹菜及芹菜叶、荠菜、油菜、菠菜、苋菜、苦瓜、韭菜、山药、马铃薯、丝瓜、番茄、白菜、莴苣和莴苣叶、竹笋、淡菜、马兰头、胡萝卜、荸荠、海带、香菇、茭白、冬瓜、银耳等。

高血压病患者为什么需要运动

经常运动锻炼对预防和控制高血压是十分有益的,有人做过研究,发现通过运动可使收缩压下降 11 mmHg,舒张压下降 6 mmHg,同时,体力活动和运动锻炼除对高血压病患者有降压作用外,还可减轻体重,预防心脑血管病,提高生活质量。所以,对于高血压病患者而言,应该适当增加运动,对于自身有很大的帮助。

为什么运动可以对高血压病患者起到强身保健的作用

(1) 适量运动有助于改善大脑皮质和血管运动中枢的功能,降低交感神经兴奋性,纠正自主神经系统失衡状态。

(2) 适量运动增进心脏舒缩功能,促使心输出量增加,外周血流通畅、血压下降。适量运动改善肾血流动力学、增强肾功能、促进钠的排出。适量运动增强心血管储备功能,改善血流动力学反应。

(3) 适量运动改善机体某些代谢异常,如提高胰岛素敏感性,改善胰岛素抵抗;降低血总胆固醇与低密度脂蛋白胆固醇,提高高密度脂蛋白胆固醇等。

(4) 适量运动对增强体质、振奋精神、调动人体内在潜力和积极参与疾病防治的主动性是十分有益的,有助于增强战胜疾病的信心和提高接受治疗的顺应性,从而消除各种负性情绪,促进生活质量的提高。

高血压病患者进行运动疗法要注意什么

(1) 药物治疗与合理的运动相结合:运动疗法不能代替药物

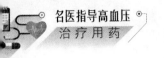

治疗,两者相结合进行治疗能取得更佳效果。当血压平稳以后逐步将药物剂量减少至血压平稳的最低量。有报道指出,经过运动疗法后,高血压病患者的平均用药量可减少33％～66％,约有1/3的患者经过长期运动疗法后可完全停药而且长期保持血压平稳。

在进行运动的时候高血压病患者要保持精神放松、心情愉快,动作要有节奏,不能用力过度,呼吸要自然,不闭气。如果出现弯腰动作,需要注意不能长时间使头低于心脏的位置。运动应与休息交替进行,避免劳累过度。

(2) 合理安排生活:单纯地依靠药物治疗和运动治疗,却没有形成规律的生活习惯,是不能起到很好的控制血压的作用的。所以,高血压病患者生活一定要有规律,保证有足够的休息时间,劳逸结合、饮食合理、戒除烟酒。

(3) 改变饮食习惯,控制体重:大多数高血压病患者都有一定程度的肥胖,而肥胖通常是引发高血压和动脉硬化的危险因素,所以要通过改变饮食习惯来控制体重。不恰当的饮食习惯,例如嗜盐,爱吃油腻、脂肪高的食品等都可促使体重的增加、血压升高,这些不良的习惯必须改正。合理的饮食结合运动疗法可以帮助增加机体的消耗,从而降低体重。

(4) 在专业人员的指导下进行运动:除了高血压初期的患者外,中度和重度高血压病患者做一般的降血压运动最好在专业人员的指导下进行。因为运动疗法使用不当会发生意外。如果运动中用力过猛、憋气用力等都会导致高血压病患者出现意外或者引发并发症。所以运动疗法最好是在专业人士的指导下进行。

（5）注意防止发生运动意外：高血压病患者一定要注意避免在运动过程中发生运动外伤，必须进行一定的热身活动后再参加运动，比如先活动一下身体各部位的关节，以防运动过程中发生扭伤关节的现象。另外，在湿热环境下运动，出汗过多的患者要注意补充水分及无机盐，最好在运动后喝一杯盐开水。

高血压病患者如何做好运动

很多高血压病患者一听说运动有利于身体健康，就热血沸腾，不停地、高强度地运动，结果发生了意外。那么，我们应选择什么样的运动呢？

（1）高血压病患者体育运动项目很多，如散步、慢跑、体操、乒乓球、羽毛球、门球、爬山、游泳、太极拳、气功等，患者可根据自己的病情、年龄、体力、爱好等情况不同选择合适的项目锻炼。一般来讲，宜选择体力负担不大、动作简单易学、不过分低头弯腰、动作缓慢有节奏、竞争性不激烈的项目为主进行锻炼。

（2）一般来说，运动疗法适用于一期、二期高血压病患者；严重高血压伴有明显头晕、目眩者，暂时不宜参加体育锻炼；高血压病已发生心、脑、肾并发症者，应停止使用体育疗法。

（3）高血压病采用运动疗法者，应掌握好运动量，运动量太小，则达不到预期的锻炼目的；而运动量太大，会发生不良反应，甚至反而使血压升高。合适的运动量的指标，是患者的自我感

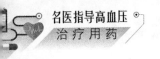

觉和运动时的心率。正常人的心率为每分钟60~90次心跳,运动时的适宜心率可用170减年龄的得数来计算。如65岁的高血压病患者,在运动时的适宜心率为每分钟170-65=105次左右,最多不宜再超过20次,即每分钟最多不宜超过125次,否则可判定为运动量过大。

(4) 多数高血压病患者为中老年人,平时又没有体育运动锻炼的习惯,故在进行运动锻炼时,开始的运动量要小,锻炼的时间不宜过长,应循序渐进,根据病情和体力逐渐增加运动量。高血压病患者的体育疗法,务必持之以恒、循序渐进,方能收到良好的效果。

哪些运动项目比较适合高血压病患者

(1) 步行和慢跑:步行一向被认为是最有益的健身活动之一,对各类高血压病患者来说都比较适合。因为它可使体内3项血脂(胆固醇、β脂蛋白、甘油三酯)明显下降,从而能改善血管舒缩功能,还可以解除中枢神经的紧张度。平时可以到室外散散步,并以时走时立为好,全身放松。这样既能调节情绪,又能得到适当的锻炼,时间以20~30分钟为佳,可多走上坡路。慢跑可通过持续有节奏的呼吸运动吸入充足的氧气,还可缓解神经紧张,提高心脏的耐受性,防止血液凝块及血液循环失调等,有助于高血压的治疗。

一般患者在定量步行2~3千米无不良反应时,可采用慢跑锻炼。不过,高血压病患者宜采用间歇训练法,即每慢跑30秒钟左右,接着休息1～2分钟,反复进行10多次。也可以和其他保健体操穿插进行,这样效果会更好,时间不宜超过1小时,最好以达到有些轻度的疲劳感为度,运动过程中自测心率每10秒21次左右为极限。

(2) 自我推拿:这种保健方法具有简便易学、安全有效的特点,中老年高血压病患者更为适宜。患者可选干沐浴法,即用手反复摩擦皮肤,有促进血液循环、畅通经络的功效。也可取坐位,用中指端放在百会穴,两拇指端分别按在率谷穴(耳尖直上二横指处),双手同时作前后的揉动,用力要均匀,不宜过强或过弱,有平肝潜阳的作用。

(3) 太极拳:太极拳对高血压的治疗作用已逐步被认识,其动作柔和、姿势放松,不紧张用力,可以使肌肉松弛,外周血管阻力下降,微循环充分改善,从而使血压下降。由于打太极拳时用意念引导动作,思想集中,心安神定,这也有助于调节大脑的正常功能。对于太极拳的选用,患者可根据自己的情况而定,如杨式、简化二十四式太极拳等运动量不太大的,比较合适,而陈式太极拳运动量较大,要慎行。如果患者没有学过太极拳或记忆力较差,也可以选一些太极拳中个别动作重复练,如左右倒卷肱、云手、左右揽雀尾等,做来也一样是行云流水,对安定心神效果良好。

(4) 游泳:水对皮肤有冷刺激,刚入水可使皮肤血管先收缩后舒张,一段时间后血管又收缩。这样的收缩和舒张可以改善血管的功能,促进血液的再分布。同时,游泳时身体取水平位,

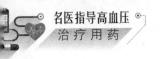

减轻了心脏的负担,这对治疗高血压有一定的帮助。因此,患者在天气温暖时,可以去游泳,但同样要掌握好运动量,游姿一定要舒适自如,同时禁忌作长距离游泳或进行游泳比赛,也不要远离岸边去水深处,以免发生危险。

当然,患者也可以根据自己的爱好,选一些运动量小、情绪变化不大的体育运动项目,如交谊舞、保健操、门球等,但不管是何种运动项目,都要注意掌握运动量。总的来说,体疗比较适合于原发性高血压病的早期患者;中晚期患者也可以进行,但要严格掌握好运动量,有严重心律不齐、心动过速、心绞痛等症状的患者,就不适合进行体疗了。对于体疗的安排,患者可根据自己的情况来定,如把运动量大的项目与运动量小的项目穿插起来进行。体疗宜循序渐进、持之以恒,不能急于求成。只要坚持锻炼,选用的方法适当,对高血压一定会有帮助的。

高血压病患者在运动过程中怎样做好自我防护

(1) 运动强度须因人而异并循序渐进。从小运动量开始,随机体功能状态的改善而逐渐增加运动的负荷,然后维持适宜的运动量。

(2) 进行必要的健康检查,排除心肌梗死、心力衰竭等并发症;运动前最好能测量血压,血压越高者,主要运动强度应越低,运动时间长短视身体能力而定。

(3) 运动应该持之以恒,每周至少3天以上、每次运动时间

20～60分钟。

（4）避免激烈运动,选择有氧性的运动项目。

（5）对于老年人,更应量力而行,只能慢慢增加运动量,绝不能操之过急,运动时心率以不超过每分钟100次为好。避免在冷热温差差异太大的环境下运动。

（6）在进行高血压病的运动治疗时,应控制好运动量,运动强度常用运动时心率的快慢来衡量,一般采用最高心率(220一年龄)的50％～70％作为运动时的适宜心率,停止活动后心率应在3～5分钟内恢复正常,50岁以上者活动时的心率一般不得超过每分钟120次。

（7）运动过程中有任何不适应马上停止运动。这是重要的自我保护。

（8）运动需长期且有耐心。运动疗法效应的产生需要至少1周的时间,达到较显著的降压效应需要4～6周。所以运动要持之以恒,要有耐心。如果停止运动,运动疗法产生的效应可能在2周内完全消失。

（9）高血压是复杂的心血管综合征,可同时出现脂代谢、糖代谢紊乱等多种情况,可造成心、脑、肾等众多器官损害。因此在制定高血压病患者运动处方时不仅要考虑高血压严重程度,还必须全面综合各器官损害程度、年龄因素等进行具体分析,因人而异、循序渐进,逐渐加大运动量,并以能耐受为度。

（10）只有采取个体化原则,才能达到有益健康的目的。如高血压合并急性冠状动脉综合征时,需入院治疗并应卧床休息而不宜运动;相反,高血压稳定时(最好能控制在140/90 mmHg

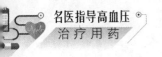
以下),可适当参加一些力所能及的运动。

总之,国内外的治疗经验都已肯定,合理科学的运动是高血压病的有效辅助疗法。运动疗法可以有效地协助降低血压、调整神经系统的功能、改善血液循环、减少药物使用量及靶器官损害、提高机体活动能力和生活质量,是高血压病治疗的必要组成部分。

高血压病患者可以晨练吗

答案当然是肯定的。适当的锻炼可以增加患者抵抗力,有益于降低患者的血压,但是在寒冷的冬天就应尽量避免,或者选择天气较暖和再出门。因为冬天冷空气活动频繁,严寒、低气压、温差大的恶劣气候,会使人体处于一种应激状态。低温刺激易使人体交感神经兴奋、心率加快、血管收缩,这些都可致血压增高,心脏负荷加大。所以如果原本有高血压从而引起供应心脏血液的冠状动脉痉挛,使原本因粥样硬化而狭窄的血管更加狭窄,甚至粥样硬化斑块破裂出血,形成血栓,造成急性血管堵塞,引起心绞痛发作或心肌梗死发生。

高血压病患者晨练要做好哪些准备

为了减轻心脏的负荷,高血压病患者不妨在晨练前少量吃一点甜食,先为身体"充充电"。人在空腹晨练时,身体消耗的能量主要由体内储存的脂肪分解得来,其中分解产生的大量游离脂肪酸,是心肌活动的主要能量来源。特别是在早晨,是肝脏中含糖原最低的时期,此时人运动时血液中游离脂肪酸的浓度会显著增加,如果蓄积过多,会增加心肌负担,变成一种"心肌毒物",从而引起各种心律失常。

高血压病患者和老年人在晨练之前,可以先喝上1杯牛奶,或者吃两块饼干等少量甜食,由甜食为人体活动提供能量,降低脂肪的分解,从而减轻心脏的负荷。

此外,高血压病患者晨练前还应适当补充些水分,使循环血量增加,血液黏度降低。但切记不要一次饮水过多,可以先用凉开水或淡盐水漱漱口,然后在晨练前1小时饮水300~500 ml,或在晨练前15~20分钟饮水150 ml左右。

特殊类型高血压及其防治

什么是"白大衣高血压"

"白大衣高血压"是指未经治疗的高血压病患者,表现为在诊所中所测血压始终增高,而在诊所以外环境时所测血压不高,同时动态血压监测正常。也称为"单纯诊室高血压"。"白大衣高血压"的发生机制目前还不清楚,可能与患者紧张有关或是一种条件反射,也有学者认为这是持续性高血压的前奏,与性别、体重、血脂、血糖、吸烟等有密切关系。

"白大衣高血压"需要治疗吗

"白大衣高血压"只是暂时的反应性血压升高,早期一般无须药物治疗,但随着时间推移和年龄增长,有可能发展成为真性高血压。对这一人群除了调整身心以外,还应定期监测血压。因而,提倡养成自测血压的好习惯,即在家中自我或者由亲友帮助完成血压测量,有助于提供日常生活状态下真实可信的血压信息,帮助医生确诊"白大衣高血压"。

什么是隐匿性高血压 ⊃

　　隐匿性高血压是指患者在诊室内测血压＜140/90 mmHg，而在其他场所自测血压＞135/85 mmHg，在一般人群中患病率占 10％～15％。如果患者伴有靶器官的损害时，应高度怀疑本病。可进行动态血压监测了解血压水平。

更年期高血压需要药物治疗吗 ⊃

　　妇女进入更年期后，有些人由于心血管调节功能紊乱，会导致血压升高，并且以收缩压升高为主，血压波动较大。更年期持续时间一般为 3～5 年，所以更年期的高血压持续时间也较长。而这种血压升高对血管内皮的损伤较大，易发生动脉粥样硬化，所以更年期高血压亦需及时治疗。

　　更年期高血压的结局有两种可能：一种是更年期症状减轻后，血压也渐趋平稳，这时可逐步把降压药停掉；另一种是随着年龄增大，患者又并发了原发性高血压，这种情况下可根据患者血压情况，调整降压药的种类和剂量。

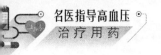

什么是顽固性高血压

　　顽固性高血压指治疗计划包括生活方式措施和足够剂量的药物联合应用后,不能使典型原发性高血压病患者的血压降至 140/90 mmHg 以下,或者单纯收缩期高血压者收缩压不能降至 140 mmHg 以下。国外有报道大约 10％的高血压为顽固性高血压。

顽固性高血压一般由哪些原因造成

　　(1) 饮食不当。有些高血压病患者是饮食不当造成的。即患高血压病后不注意控制饮食,如胡吃乱喝,烟、酒、糖、肥肉、动物内脏等一概不忌,加重了动脉硬化,影响了血管弹性,导致血管痉挛,可使血压居高难下,因此,服降压药效果不佳。

　　(2) 用药不当。用药单一,忽视了药物的综合治疗,也往往是高血压久治不降的原因,所以,高血压病患者要注意联合用药。同时,还应注意坚持用药,既不可见好就停药,也不可因久治血压不降而放弃治疗,顽固性高血压病患者往往要终身服药。

　　(3) 减肥不力。对于肥胖型高血压,往往肥胖程度与血压升高呈平衡关系,此类高血压病患者如果单纯依靠降压药物治疗,而不减体重,血压下降往往不理想。所以,这类患者除坚持降压治疗外,还应注意减肥。

(4) 精神欠佳。血压升高与精神状态不佳有密切关系,因为情绪不稳,交感神经处于紧张状态,使体内儿茶酚胺类物质分泌增多,血管处于收缩状态,进而血压久治不降。因此,高血压病患者要注意自我调解,保持心情愉快,克服急躁情绪。

(5) 运动过少。一些高血压病患者不爱活动,运动量过小,吃了睡,睡了吃,单纯依靠药物降压治疗,血压久治不降,因此,高血压病患者应加强体育锻炼。体育活动不仅可降压,还能除脂减肥,调节心理平衡,改善精神紧张状态。

顽固性高血压该怎么治疗

顽固性高血压目前降压药物的选择多主张联合用药。一般首选钙拮抗剂,如硝苯地平、尼群地平等。此类药物的特点是作用持久,不良反应小,疗效可靠。治疗中若血压降得不理想,动脉硬化较重,脉压较大,则可加用血管紧张素转换酶抑制剂,如卡托普利或依那普利,同时加用血管软化药维生素 C、烟酸片;若心率快,则应加用 β 受体阻滞剂,如普萘洛尔(心得安)、阿替洛尔(氨酰心安)或美托洛尔(美多心安)等;若舒张压高,脉压小,体胖,则应适当加用利尿剂,如双氢克尿噻、氨苯喋啶,但应注意补钾,以防电解质紊乱,同时可以加用减肥降脂药物氯贝丁酯(安妥明)、烟酸肌醇、谷维素等。

特殊人群高血压的防治

中国老年人群高血压的流行特征是什么

2002年全国营养调查数据显示,中国老年人群中,年龄≥60岁的高血压患病率为49.1%。据此患病率和2011年中国人口数推算,目前中国老年高血压病患者已达8659万,约每2个老年人中就有1人患有高血压。而且,老年高血压患病人数呈持续增加趋势。其增加的主要原因有:

(1)中国人口老龄化的不断发展。根据国家卫计委公布的数据,2000年≥60岁的人群占总人口的10.45%,2003年为11.96%,2005年为13.00%,2011年为13.26%。

(2)人群高血压患病率增加。1991年全国高血压调查结果显示,年龄≥60岁人群的高血压患病率为40.4%,到2002年增加8.7%,增幅为21.5%。另有研究显示,部分城市老年人群的高血压患病率≥60%。

高血压是中国人群心脑血管病最主要的危险因素之一,对老年人群的健康影响尤为突出。在老年高血压病例中60%~85%的患者均伴有1项心血管病危险因素。在调整高血压和其他危险因素后,与35~39岁年龄组比较,≥60岁人群的总心血管病发病危险增加5.5倍。

老年高血压的定义是什么

老年高血压是指年龄＞60 岁的老年人群中,收缩压≥140 mmHg 和(或)舒张压≥90 mmHg 的高血压病患者;若收缩压≥140 mmHg 及舒张压＜90 mmHg,则属于老年单纯收缩期高血压。

老年高血压的特点是什么

1. 单纯收缩期高血压患病率高和脉压大

老年人收缩压随年龄增长逐渐升高,而舒张压多在 60 岁之后逐渐降低,在老年人群中,收缩压增高更常见,单纯收缩期高血压成为老年高血压最为常见的类型,占 60 岁以上老年高血压的 65%, 70 岁以上老年高血压的 90%以上。脉压是反映动脉弹性功能的指标,脉压＞40 mmHg 视为脉压增大,老年人血管弹性差,随着年龄增长,其动脉逐渐硬化,脉压逐渐增大,老年人的脉压可达 50～100 mmHg。

2. 血压波动大

老年高血压病患者在 24 小时之内常见血压不稳定、波动,收缩压尤其明显。这主要是因为老年患者血管压力感受器敏感性降低,反应迟钝,对血压波动的调节功能减弱。另外,季节气候

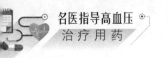
变化、疲劳、情绪等因素也会造成血压不稳定。这种血压较大幅度的异常波动其结果对心脏危害更大，更易发生心力衰竭，同时也更易发生心脏意外和脑卒中，并影响对患者血压总体水平和治疗效果的估价。因此不能以 1 次血压测量结果来判定血压是否正常，每天至少常规测量 2 次血压，并根据血压波动及时调整用药量。

3.易发生体位性低血压

老年高血压易受体位变动的影响，1/3 老年高血压病患者可能发生体位性低血压，测量患者平卧 10 分钟后血压和站立 3 分钟后血压，站立后血压值低于平卧位，收缩压相差＞20 mmHg和(或)舒张压相差＞10 mmHg，即为体位性低血压。多见于体位突然发生变化以后，血压突然下降，出现头晕目眩、站立不稳、视力模糊、软弱无力等脑供血不足的表现，严重时会发生大小便失禁、出汗甚至晕厥。这与压力感受器敏感性减退有关。在抗高血压药物治疗中也很容易发生，因此应慎用能引起体位性低血压的药物如胍乙啶、α_1 受体阻滞剂等。

4.晨峰高血压现象

老年晨峰高血压是指血压从深夜的低谷水平逐渐上升，在凌晨清醒后的一段时间内迅速达到较高水平，这一现象称为晨峰高血压。老年高血压病患者，特别是老年单纯收缩期高血压病患者晨峰高血压现象比较常见。常用的计算方法为上午06:00 至 10:00 血压最高值和夜间血压均值之差，若收缩压晨峰值≥55 mmHg，即为异常升高，有的患者可达 70～80 mmHg。

5.常与多种疾病并存，并发症多

老年高血压常伴发动脉粥样硬化性疾病，如冠心病、脑血管病、外周血管病、缺血性肾病及血脂异常、糖尿病、阿尔茨海默症等疾患。若血压长期控制不理想，更易发生或加重靶器官损害，其心血管病病死率以及总病死率显著高于同龄正常人。中国人群脑卒中发生率远高于西方人群，老年人由于血管弹性差、自动调节功能减弱，更易发生脑卒中。因此，积极控制老年高血压对预防脑卒中极为重要。

老年高血压的影响因素有哪些

老年高血压，除了随着年龄增大，动脉壁逐渐变厚、硬化，弹性减退而易引起收缩期高血压外；吸烟、肥胖、体力活动减少、精神紧张等社会、环境因素，以及伴发其他疾病也可与血压升高相关。

老年高血压的危害有哪些

随着人们生活水平的提高，心脑血管疾病已经取代传染病成为危害人类健康的头号杀手。而高血压是心脑血管疾病的罪魁祸首，尤其在老年人中具有高发病率、低控制率的特点。高血压真正的危害性，在于损害心、脑、肾等重要器官，造成严重病变，发生卒中、心肌梗死、肾动能衰竭(严重的会导致尿毒症)等致死、致残事件。血压过高，会促使脂质在动脉壁沉积，降低血

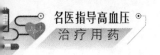

管弹性和容量。脑部的血管病变,发生阻塞、破裂,就是脑卒中;心脏的冠状动脉因为脂质沉积被堵死,就发生了心肌梗死;而过高的血压促使心脏负担过重,可能引起心衰。

老年高血压的治疗原则和目标是什么

老年高血压的治疗应考虑心血管疾病的危险因素、靶器官损害、合并心血管或非心血管疾病等综合因素,积极而平稳地进行降压治疗,通过降压控制危险因素及逆转靶器官损害,最大限度地降低心脑血管疾病发病和死亡的总危险。

老年人降压治疗应当遵循个体化原则,平稳、缓慢,药物的起始剂量要小,逐渐增加剂量,需考虑到老年人易出现的不良反应,特别是体位性低血压,故需监测不同体位血压,尤其是立位血压,同时需观察有无其他的不良反应。

根据《最新老年高血压的诊断与治疗中国专家共识(2011版)》,老年高血压治疗目标为<150/90 mmHg。对于≥80岁合并糖尿病、脑卒中、冠心病、以及肾损害的高龄患者,建议将血压控制在<140/90 mmHg。

老年高血压的非药物治疗方法有哪些

非药物治疗是高血压治疗的基本措施,包括改善生活方式、消除不利于心理和身体健康的行为和习惯,目的是降低血压、控制其他心血管危险因素和并存的临床疾病状况。具体内容如下。

(1) 合理膳食,减少钠盐的摄入。中国营养学会推荐每人每日食盐量不超过 6 g。

(2) 调整膳食结构。鼓励老年人摄入多种新鲜蔬菜、水果、鱼类、豆制品、粗粮、脱脂奶及其他富含钾、钙、膳食纤维、多不饱和脂肪酸的食物。

(3) 减少膳食脂肪摄入,脂肪量应控制在总热量的 25% 以下,饱和脂肪酸的量应 <7%。

(4) 戒烟、避免吸二手烟。吸烟及二手烟增加发生高血压的危险、降低老年高血压病患者的血管弹性、促进动脉粥样硬化斑块的进展,增加心脑血管事件发生率及病死率。戒烟并避免吸入二手烟对老年人心脑血管病防治、保持健康状态意义重大。

(5) 限制饮酒。中国营养学会建议成年男性一天饮用酒精量 <25 g,相当于啤酒 750 ml,或葡萄酒 250 ml,或 38°白酒 75 g,或高度白酒 50 g;成年女性每日饮用酒精量 <15 g,相当于啤酒 450 ml,或葡萄酒 150 ml,或 38°白酒 50 g。每日摄入酒精量 >30 g 者,随饮酒量的增加血压显著升高。此外,饮酒降低降压药物的疗效,高血压病患者应严格限制饮酒量。

(6) 适当减轻体重。建议体重指数(BMI)应控制在 25 kg/m² 以下。高血压病患者体重指数减少 10% 则可使患者的胰岛素抵抗、糖尿病、高脂血症和左心室肥厚有所改善。

(7) 规律适度的运动。运动有利于减轻体重和改善胰岛素抵

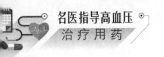
抗,提高心血管调节能力,降低血压。可根据年龄及身体状况选择适合的运动方式,如快步行走,一般每周 3～5 次,每次 30～60 分钟。

(8) 其他。减轻精神压力,保持心理平衡,避免情绪波动。

注意事项

老年人(特别是高龄老年人)过于严格的控制饮食及限制食盐摄入可能导致营养障碍及电解质紊乱,应根据患者具体情况选择个体化的饮食治疗方案。过快、过度减轻体重可导致患者体力不佳影响生活质量,甚至导致抵抗力降低而易患其他系统疾病。因此,老年人应鼓励适度减轻体重而非短期内过度降低体重。运动方式更应因人而异,需结合患者体质状况及并存疾病等情况制定适宜的运动方案。

老年高血压如何进行药物治疗

老年高血压病患者在改变生活方式数月后,如仍未达到目标血压,应予药物治疗。一些随机试验结果表明所有老年人,甚至 80 岁高龄患者,无论是收缩压、舒张压均增高的还是单纯收缩压增高的老年人,治疗都是有益的,特别是对伴有糖尿病、肾病或心衰等危险因素者更应严格控制血压。老年高血压药物治疗更能显著降低冠心病的发生。

1. 药物治疗老年高血压时应遵循的原则

(1) 从小剂量开始,降压速度不宜过快,应逐步降压,密切观察药物反应,如果患者对某单一药物有较好反应,但血压未能达到目标,应当在患者能够很好耐受的情况下增加该药物的剂量。

(2) 联合用药,多项研究证实,多数老年患者需要联合应用2种以上降压药物才能达到降压目标。一般情况下,在第1种小剂量药物治疗基础上,加用小剂量的第2种抗高血压药物,而不是加大第1种药物的剂量,目的是两种药物都使用小剂量,尽可能减少不良反应。

(3) 服药简便,使用每天1次具有24小时降压疗效的长效制剂,易于提高患者依从性,同时更平衡地控制血压,减少血压的波动,更好地保护靶器官,减少心脑血管疾病的危险性。

(4) 安全,老年人由于肝肾功能有不同程度退化,药物代谢和排出率下降,药量应根据患者的具体情况适当减量。

(5) 不良反应少,老年高血压病患者常为多种疾病并存,多同时存在其他心血管病危险因素和(或)靶器官损害,应慎重选择治疗药物,用药后应密切观察疗效及不良反应,避免矫枉过正。

2. 抗高血压药物

目前世界范围常用的5类降压药物利尿剂、钙离子拮抗剂、血管紧张素转换酶抑制剂(ACEI)、血管紧张素Ⅱ受体拮抗剂(ARB)与β受体阻滞剂均可用于老年高血压的治疗。其中,老年人使用利尿剂和钙离子拮抗剂降压疗效好、不良反应较少,推

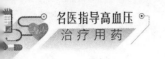

荐用于无明显并发症的老年高血压病患者的初始治疗。对于部分存在前列腺肥大的老年男性患者或其他降压药物不能理想控制血压的患者,α受体阻滞剂亦可用于降压治疗。

(1) 利尿剂。多个欧美人群的降压治疗临床试验表明,利尿剂能够降低中风的发生率、减少心血管事件、降低病死率且费用低廉、被欧洲指南推荐用于老年高血压病患者的初始及联合治疗。迄今为止,尚缺乏以中国人群为基础的大规模临床对照试验证据,中国现行指南对利尿剂的推荐以国外研究为主要依据。研究显示,小剂量利尿剂(如氢氯噻嗪 12.5～25.0 mg/d)可使患者获益。目前临床上还有与噻嗪类利尿剂化学结构相似的利尿剂(吲哒帕胺 imdapamide),商品名 Natrilix(钠催离)2.5 mg/片,由于其兼有扩血管作用的独特机制而且不干扰总胆固醇及糖代谢,可减轻微蛋白尿及左心室肥厚,是较理想的利尿降压药。利尿剂可用于治疗老年单纯收缩期高血压,尤其适用于合并心力衰竭、水肿的老年高血压病患者。由于长期应用大剂量利尿剂显著增加电解质紊乱及糖脂代谢异常的风险,老年高血压病患者使用利尿剂应从小剂量开始,监测不良反应,如氢氯噻嗪、吲达帕胺导致的低钾血症、高尿酸血症等。严重肾功能不全的患者(肌酐清除率<30 ml/min/1.73 m²)应使用袢利尿剂如呋塞米或托拉塞米等。

(2) 钙离子拮抗剂(CCB)。该类药降压疗效显著,不良反应少,耐受性好,无绝对禁忌证,与其他 4 类基本降压药物均可联合使用。适用于老年高血压伴有冠心病、糖尿病、痛风或有代谢紊乱的患者,特别是对老年收缩期高血压病患者有预防卒中的效益。第一代 CCB(维拉帕米、地尔硫䓬、硝苯地平)由于降压作用持续时间短、血管选择性较低、不良反应较多等特点,不推荐用作首选降压药物。目前临床上使用的主要为长效二氢吡啶类 CCB,常用的有氨氯地平缓释片(络活喜)5 mg/片、硝苯地平控释片(拜新同)30 mg/片、非洛地平(波依定缓释片)5 mg/片,主要不良反应包括头痛、面色潮红、踝部水肿和便秘。

(3) 血管紧张素转换酶抑制剂(ACEI)与血管紧张素Ⅱ受体拮抗剂(ARB)。ACEI 具有良好的降压疗效及明确的肾脏保护作用,无体位性低血压及反射性心率加快的不良反应,对糖脂代谢无不良影响。能有效降低心力衰竭患者的病残率和病死率,适用于伴有冠心病、左心功能不全、糖尿病、慢性肾脏疾病或蛋白尿的老年高血压病患者。临床常用类药物有培哚普利(雅施达)4 mg/片、雷米普利(瑞泰)5 mg/片,以及具有双通道排泄的贝那普利(洛汀新)10 mg/片和福辛普利(蒙诺)10 mg/片等。主要不良反应是干咳,罕见血管神经性水肿。ARB 类药物的降压及肾脏保护作用与 ACEI 相似,咳嗽等不良反应较少,尤其适用于不能耐受 ACEI 咳嗽等不良反应的患者。代表药物有氯沙坦(科素亚)50 mg/片、缬沙坦(代文)80 mg/片、替米沙坦(美卡素)80 mg/片、厄贝沙坦(安博维)150 mg/片。老年患者常存在动脉粥样硬化性肾血管疾病或其他肾脏病变,需要使用 ACEI 或 ARB 治疗的老年患者,需排除双侧重度肾动脉狭窄。在用药过程中需要密切监测血钾及血肌酐水平的变化。

(4) β 受体阻滞剂。这是一类安全、价廉、有效的降压药,虽

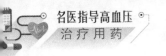

然近年对β受体阻滞剂在降压治疗中的地位存在争议,如无禁忌证,仍推荐作为高血压合并冠心病、慢性心力衰竭老年患者首选药物。国人特别是老年人对β受体阻滞剂多较敏感,需从小剂量开始,使用选择性$β_1$受体阻滞药,代表药物有美托洛尔(倍他乐克)及比索洛尔(康忻)等。对于有病窦综合征、二度及二度以上房室传导阻滞或支气管哮喘的患者应避免使用。

(5)α-受体阻滞剂。由于α受体阻滞剂容易使老年高血压病患者出现体位性低血压,一般不作为老年高血压病患者的首选用药。但其对老年男性前列腺增生有治疗作用,合并前列腺疾病的老年高血压病患者可优先选用α受体阻滞剂,如特拉唑嗪等。治疗时应从小剂量开始睡前服用,并监测立位血压以避免体位性低血压的发生,根据患者治疗的反应逐渐调整剂量。

3. 联合治疗

在临床上,老年高血压病患者常常同时伴有其他一些疾病,使用一种药物往往不能达到理想的降压目标,必须将2~3种药物联合应用,才能达到治疗效果。联合治疗可以利用多种不同机制降压,降压效果好、不良反应少、更有利于靶器官保护。根据近年大型临床试验研究表明,以长效二氢吡啶类CCB为基础的联合降压治疗不良反应小、疗效好,首选 CCB＋ACEI 或 ARB;也可使用利尿剂＋CCB/ACEI/ARB, CCB＋β受体阻滞剂的联合。也可以选择含有利尿剂的固定复方制剂,但需监测血钾。

老年高血压治疗中特殊问题怎样处理

1. 老年单纯收缩期高血压

目前,循证医学已经证实,对老年收缩期高血压病患者进行降压治疗可明显获益。治疗基本原则是根据患者的不同病情合理选择药物品种及剂量。药物治疗首选为钙离子拮抗剂,尤其是长效钙离子拮抗剂,如硝苯地平控释片、非洛地平缓释片、氨氯地平缓释片。应从小剂量开始,逐渐加量,定期随访,密切观察血压水平变化和不良反应,及时调整治疗药物及剂量。如舒张压过低(<60 mmHg),出现轻度头晕等不适,则降压药物减量,出现明显头晕或低血压,则停用降压药物并严密观察。

2. 高龄老人(>80 岁)高血压

既往对于高龄老人高血压是否要治疗有争论,但根据老年高血压(HYVET)研究提示,对年龄>80 岁的高血压病患者降压治疗,明显降低了脑卒中和总死亡危险。

3. 老年高血压伴体位性低血压

老年人加压反射迟钝,易受体位变动影响出现体位性低血压。因此患者在降压治疗中由平卧改为直立位而出现头晕目眩时,提示有直立性低血压可能。对此,应注意以下几点:

(1) 合理饮食,补足营养,避免饮食过饱或饥饿,不饮酒。

(2) 坚持适当的体育锻炼,增强体质,保证充分的睡眠时间,避免劳累和长时间站立。

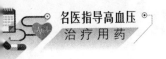

(3) 症状明显者,可穿弹力长袜,用紧身腰带。

(4) 为预防体位性低血压发生,长期卧床的患者在站立时动作应缓慢,站立前先做轻微的四肢活动后再站立;睡眠者醒后几分钟再坐起。随后在床边坐几分钟,并做轻微的四肢活动后再站立,这有助于促进静脉血向心脏回流,升高血压,避免体位性低血压发生。

(5) 降压药物选择应慎重,可在监测血压情况下,使用小剂量 ACEI、ARB、CCB;尽量减少 α 受体阻滞剂、交感神经抑制剂的使用,如哌唑嗪、拉贝洛尔、甲基多巴等。

4. 老年高血压急症

高血压急症指血压明显升高(血压>180/120 mmHg)伴靶器官损害,如高血压脑病、急性心肌梗死、不稳定性心绞痛、急性左心室衰竭致肺水肿、颅内出血、致命性动脉出血或主动脉夹层等。这类老年患者应立刻转送大型综合性医院给予持续监护,密切观测血压,静脉使用降压药物紧急降压治疗。

老年高血压并发症怎样治疗

老年高血压病患者常并发脑血管病、冠心病,肾功能不全、糖尿病等,此类患者降压治疗的同时应考虑并发症的处理。

1. 老年高血压合并冠心病

合并冠心病的老年高血压病患者血压控制目标应<140/90 mmHg,如能耐受,应努力控制在<130/80 mmHg。降压应

从小剂量开始逐渐增量,避免血压降至过低及药物的不良反应。合并劳力型心绞痛应选用β受体阻滞剂,并发血管痉挛性心绞痛应选用CCB,合并冠心病心力衰竭时应选用ACEI/ARB和β受体阻滞剂。合并急性心肌梗死时,如无禁忌证应早期使用ACEI,以防止左心室重构,改善患者生活质量;β受体阻滞剂有预防心源性猝死和心肌再梗死发生的作用,从而可降低心肌梗死后患者的病死率,如无禁忌证则应早期应用。

2. 老年高血压合并脑卒中

脑卒中是高血压最重要的并发症,降压治疗能有效地降低脑血管病的致死率和致残率。药物治疗主要取决于血压水平及有无危险因素和靶器官损害。降压应平稳、逐步进行,以免造成心、脑、肾等靶器官的缺血。对于慢性期脑血管病的老年高血压病患者,重要的是维持脑血流量,治疗时可选择1种降压药物或联合应用降压药物,如CCB、ACEI/ARB,在保障脑供血的前提下,逐步稳定地将血压尽可能控制在较理想水平,即血压<140/90 mmHg,同时要加强综合治疗,控制其他危险因素,脑梗死患者要应用抗血小板聚集药物,以降低脑卒中的复发率、致残率、病死率。

3. 老年高血压合并心力衰竭

长期的高血压,若伴有冠心病、糖尿病、主动脉瓣狭窄、心房颤动等,易发生慢性心力衰竭。此类患者血压控制目标为<130/80 mmHg, 80岁以上高龄老年患者<140/90 mmHg。ACEI/ARB和β受体阻滞剂已在多项大规模临床试验中,证明能降低慢性心力衰竭的病死率和心血管事件的发生率,如果无禁忌证,

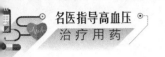

都应该积极使用。此三种药物均应从小剂量开始,逐渐加量,最好能达到相应的靶剂量并坚持服用。利尿剂是基本的抗高血压药物,常用于改善心力衰竭症状,合并应用利尿剂时要注意患者是否存在低血钾、低血容量。

4. 老年高血压合并糖尿病

高血压和糖尿病并存时,患心血管疾病的患病概率可高达50%,心血管疾病死亡与微血管并发症的风险也显著增加。老年高血压合并糖尿病治疗的目的就在于尽快降压达标,将血糖控制在理想水平,以减少糖尿病患者发生大血管和微血管并发症,保护易受高血压损伤的靶器官,减少致死率、致残率,提高生活质量,延长寿命。目前指南建议高血压合并糖尿病患者血压的控制目标为<140/90 mmHg,若能耐受可进一步降低。ARB/ACEI 降压同时可以明显改善血管内皮功能。改善糖代谢,降低尿微量白蛋白,延缓糖尿病肾病的发生,可以作为高血压合并糖尿病患者的首选药物;长效 CCB 对代谢无不良影响,降压疗效好。也适用于合并糖尿病的老年高血压病患者。

5. 老年高血压合并肾功能不全

老年高血压病患者易合并肾小球动脉硬化,临床表现为蛋白尿,进而发生肾功能不全,同时长期的高血压可致肾动脉粥样硬化、狭窄,进一步加重高血压。此时严格地控制血压尤为重要。当高血压合并肾功能不全时,血压的控制目标应<130/80 mmHg, 80 岁以上高龄老年患者<140/90 mmHg。有时达标非常困难,应选择对保持肾血流量,维持肾功能有良好作用的降压药物。大规模临床试验已经证实 ACEI/ARB 对肾脏有一

定保护作用,可减少蛋白尿,减少终末期肾病的发生;二氢吡啶类 CCB 也有一定的肾脏保护效应,而且降压作用强,无引起高血钾的不良反应,适宜伴肾功能不全的老年高血压病患者应用。当肌酐清除率＞30 ml/分钟时,可首选 ACEI/ARB,当降压疗效不达标时,应当加用一种二氢吡啶类 CCB,必要时联合应用其他降压药物。ACEI/ARB 应当从小剂量开始。严密监测肾功能和血钾,逐渐加量,当肌酐清除率＜30 ml/分钟时,应慎用ACEI/ARB。

6. 老年高血压合并外周血管疾病

动脉粥样硬化所导致的全身动脉阻塞性疾病,以四肢动脉粥样硬化闭塞症最常见。老年人由于常合并高血压、吸烟、糖尿病、血脂异常等多种危险因素,不同程度地患有动脉粥样硬化。一旦出现下肢动脉粥样硬化,可引起肢体活动障碍、疼痛,甚至可能导致肢体坏死危及生命。对已经确诊的下肢动脉粥样硬化患者应积极纠正危险因素,包括抗高血压、戒烟、控制血糖和血脂等,选择合适的血管重建治疗,进行综合性干预。抗高血压药物中除 β 受体阻滞剂外,均适用于大多数的外周血管疾病的高血压病患者。ACEI 和 CCB 对治疗高血压并发外周血管疾病有较好的效果。

7. 老年高血压合并心房颤动

心房颤动是临床最常见的心律失常之一,可增加远期脑卒中、心力衰竭和全因死亡的长期危险性。心房颤动的发生率随年龄增长而增加,70％的患者年龄为 65～85 岁。高血压是目前心房颤动最重要的危险因素,因此,合并心房颤动的高血压病患

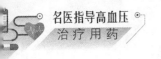
者更需要强化降压治疗。在选择降压药物时,应考虑对心房颤动治疗有利的药物。心房颤动的荟萃分析显示:β 受体阻滞剂可作为高血压病患者维持窦性心律的一线治疗药物;ACEI 和 ARB 能显著减少心房颤动合并心力衰竭患者的心房颤动复发,并能降低脑卒中危险。因此,对于合并持续性快速心房颤动的高血压病患者,降压治疗应选择 β 受体阻滞剂或非二氢吡啶类 CCB;而对于合并复发性心房颤动的高血压病患者,降压治疗应首选 ACEI/ARB。

老年高血压治疗过程中有哪些注意事项

(1) 降压不可操之过急。应从小剂量开始,逐渐增加剂量,治疗方案尽可能简化,推荐长效药物,以利于平稳降压并减少服药次数,提高治疗顺应性。夜间血压不应太低,避免因降压而影响重要器官的血流灌注。

(2) 老年人各个脏器功能衰退和代谢缓慢,许多药物在老年人体内的吸收、转换及排泄等过程与青年人不一样。据统计,成年期后每增加 10 岁,肾血流量减少 10%。肾血流量的减少,使得肾脏对药物的清除能力下降。若给予老年人同样剂量的药物,老年人会因肾脏对药物清除率降低而使血中药物浓度升高。另一方面,老年人患高血压时,多伴有肾小动脉硬化及纤维化,使肾小球滤过率降低,影响肾对药物的清除作用。鉴于上述两方面原因,老年人使用抗高血压药物要从小剂量开始,逐渐增加用药量,这样既能避免药物在体内蓄积,又能避免过快降压而导致低血压。同样,在治疗取得效果需要减药时,也应从小剂量开始逐步减药,若骤然减药很可能引起血压反跳而出现头痛、头晕及交感神经兴奋等停药综合征。重者甚至导致高血压脑病、脑卒中、心肌梗死、冠心病、心绞痛的发生。

(3)利尿剂和钙离子拮抗剂降压作用较温和,能改善老年患者的冠状动脉血流量、脑血流量,对动脉硬化也有益处,适用于老年高血压。长期使用利尿剂须注意低钾血症及室性心律异常的发生。老年人容易出现抑郁症,应慎用能通过血脑屏障的利舍平、甲基多巴、可乐定等降压药,以防精神抑郁等不良反应。

(4)注意是否同时存在其他常见疾病(慢性支气管炎、慢性风湿病、糖尿病、肥胖、抑郁、认知功能障碍、胃肠道疾病等),以及合并用药情况(去痛片、消炎药、气管扩张药、胃黏膜保护剂、镇静药、抗焦虑药、抗抑郁药等),避免药物相互干扰。

(5)情绪及环境因素。在老年高血压治疗时,还应注意其他因素对老年人的影响,如亲人去世、社会地位和个人经济情况的改变等,均会对老年人的思维和行为有所影响。老年人情绪最易波动,它是影响血压的一个重要因素。例如,退休后往往有一种"无用"或"被社会抛弃"的失落感,会进一步加重老年人的悲观情绪。因此治疗老年高血压时,应尽量减少或消除引起血压波动的因素,如焦虑、生气等。并应创造与建立适合老年人的环境和作息制度,适当做一些力所能及的社会活动和体育运动,这不但有利于高血压治疗,而且也能使晚年生活更充实,有利于延年益寿。

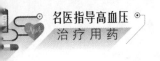

老年高血压降压疗效较差的原因是什么

(1) 睡眠质量差：缺乏睡眠，会使大脑皮质兴奋和抑制过程失调，造成血管运动中枢失去平衡，这样势必引起老年高血压病患者的血压波动较大，本来正常服用的药物剂量却已无法达到应有的效果。

(2) 情绪紧张：老年人感情本来就很脆弱，容易激动，一旦遇到一些不愉快的事情，会给他们的精神上带来压力，反复过度紧张与精神刺激可以使交感神经活性增强，去甲肾上腺素的分泌增加，外周血管阻力增大，心血管活动增强，最终导致血压升高。

(3) 环境迁移：有的高血压病患者在高原地区生活、工作了数十年，当移居平原后，血压较快恢复正常，甚至完全可以不用服药，只靠改变饮食习惯、锻炼身体等就足以将血压维持在正常水平，一旦重返高原时又出现血压异常，这被称为"高原高血压"，这是因为缺氧本身作为原发性高血压的诱发因素之一或参与其高血压的发生机制。因此环境的迁移对血压的影响是显而易见的。

(4) 感染：对于老年高血压病患者来说，可能普通的上呼吸道感染或牙龈肿痛都会引起血压的异常波动，所以在治疗感染的同时，还须加量服用降压药物，才能将血压控制在一个理想的范围，等到感染控制了，血压自然就恢复到以前的水平。

（5）季节变化:老年高血压病患者一年内的收缩压的波动呈季节性变化的特点很明显,夏季低,冬季高,两季的收缩压相差 50 ± 20 mmHg,而且冬季血压难以控制,所以这个季节也是老年人心脑血管病的高发季节,甚至有的患者在冬季服用抗高血压药物,夏季就停药,这样就违背了医学上讲的抗高血压药物要规律、长期、连续的治疗宗旨。

（6）吸烟嗜酒:烟、酒是引起血压升高的不可置疑的因素之一,烟草中的烟碱等吸入过多后可导致血压升高。长期饮酒的高血压患病率及平均血压值均升高,尤其是收缩压的升高值更明显。

（7）高盐饮食:高盐饮食与血压密切相关,盐的过多摄入,能使血容量增加,而且高盐使肾排钠能力减退,钠积聚体内导致血管壁平滑肌细胞对去甲肾上腺素、血管紧张素Ⅱ的反应性增加,外周血管阻力增大,血压上升。因此改变不良的生活方式和饮食习惯是很好控制血压所采取的非药物治疗措施,应从日常生活入手。

（8）依从性差:老年人记忆力差,忘记吃药是常有的事。有的老年患者甚至不执行医嘱,不合理选药,不按时服药,认为"是药三分毒"。服用抗高血压药物没有连续性,常常存在无症状不服药,血压正常后停药的不合理现象,造成血压波动大,增加心脑血管病发病的危险。

（9）并发症:许多老年高血压病患者往往是多种疾病并存,这类患者的血压不仅难以控制,而且在用药过程中必须兼顾左右,在选药上必定会受到限制。

（10）假性高血压:老年人血压波动大,特别是收缩压,由于动脉硬化,容易出现假性高血压,这类患者对降压药物耐受较

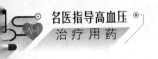

差,同时对降压疗效的判断比较困难,容易导致严重的并发症和
不良反应。

高血压与糖尿病之间的相互关系怎样

随着生活水平的提高和生活节奏的改变,被称为"富贵病"
的"三高症"(即高血压、高血糖和高血脂),已如"旧时王谢堂前
燕,飞入寻常百姓家",因"三高症"导致的心脑血管病发病率和
病死率逐年上升。根据卫生部 2007 年统计数字显示,中国糖尿
病患者中合并有高血压占 50% 左右,高血压病患者中同时患有
2 型糖尿病占 10%~20%。

高血压病与糖尿病的关系很复杂,常同时存在。有的人先
发生糖尿病,有的人先发生高血压。一些患者患糖尿病十几年
后尿中出现白蛋白,血压逐步升高。在高血压病患者群中高胰
岛素血症及糖耐量异常(又称"胰岛素抵抗"状态)比正常血压者
明显要多。这部分患者随着时间延长,其中一些人将逐步发展
成 2 型糖尿病。同时,高血压病患者要注意保护肾脏,当合并糖
尿病时更要注意保护肾脏,因为高血压加上高血糖,更易损伤肾
脏,发生蛋白尿,加快肾功能的恶化。保护肾脏除降血糖外更重
要的是充分控制高血压。

胰岛素抵抗是高血压和糖尿病共同的发病基础。胰岛素
主要在肝脏和肌肉组织中发挥降血糖作用,而 2 型糖尿病患者
体内往往存于胰岛素抵抗,血糖不易降至较低水平。机体为了

使血糖能保持正常,就代偿性的释放更多的胰岛素。

目前认为胰岛素抵抗下的高胰岛素血症引起高血压可能有以下几种机制:①胰岛素促进肾小管主要是近曲小管对水钠的重吸收,导致水钠潴留以及外周循环容量增加,引起高血压;②胰岛素提高肾素-血管紧张素系统(RAS)以及交感神经系统的兴奋性,促进肾小管的重吸收,心输出量增多和外周血管阻力增加,且随儿茶酚胺分泌增加,可促进氨基酸的吸收和胆固醇进入血管平滑肌,直接或间接促进血管平滑肌增厚,以致血管狭窄,导致高血压;③胰岛素直接或间接通过胰岛素样生长因子刺激动脉壁平滑肌细胞增生或肥大,促进血管平滑肌细胞从血管中层向内膜迁移,使动脉内膜增厚、管壁硬化、管腔狭窄、血管重塑、阻力增加,发生高血压;④胰岛素影响细胞膜 Na^+,K^+-ATP 酶及 Ca^{2+}-ATP 酶的活性,引起细胞内高 Na^+,导致细胞水肿,平滑肌肿胀;并使得细胞内 Ca^{2+} 浓度增加,提高小动脉血管平滑肌对血管加压物质的反应,血管收缩增强,导致外周血管阻力增加,血压升高;⑤胰岛素导致动脉内皮细胞合成和分泌内皮素及一氧化氮失衡,且与胰岛素浓度呈正相关。内皮素是目前已知的最强的血管收缩剂,缩血管效应持久;一氧化氮是体内重要的舒血管物质,具有高效的舒张血管平滑肌的作用。胰岛素抵抗时,内皮素分泌增多,引起外周阻力增加,促进肾小管对水钠重吸收,还可促进平滑肌及心肌细胞增殖,引起心血管重塑,而一氧化氮则分泌减少,导致血管舒张作用丧失,两者共同作用使血压升高。反过来,高血压又可加重内皮损伤,使内皮细胞分泌内皮素与一氧化氮间更不平衡,加重高血

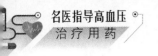
压发展,形成恶性循环。

高血压的基础是动脉硬化,即动脉壁增厚变硬、缺乏弹性、动脉内径变小,造成局部供血不足,这会引起或加重糖尿病患者的大血管和微血管并发症,加重糖尿病病情的发生与发展。而高血糖又会促使血液和组织中的某些成分糖化,反过来加快和加重动脉的硬化。

糖尿病合并高血压对靶器官有哪些损害

并发高血压的糖尿病患者极易发生以下疾病。

(1)脑血管意外:糖尿病同时伴有高血压更易发生脑血管意外。其中,脑血栓形成较脑出血多。

(2)冠心病及高血压性心脏病:临床上表现为心律失常、心肌肥大、心脏扩大、心力衰竭、心肌梗死、心源性休克而致死。

(3)糖尿病肾脏病变:为伴有高血压的糖尿病患者较常见的并发症,晚期常可导致肾功能衰竭。

(4)眼底病变:有糖尿病眼底病变,常可导致失明。

(5)周围动脉硬化及坏疽:此并发症常高于无高血压的糖尿病患者。

糖尿病合并高血压的患者,其心肌梗死、脑血管意外等不良事件的发生率,远高于无糖尿病的高血压病患者或无高血压的糖尿病患者。糖尿病合并高血压病患者的眼底、肾脏、神经系统并发症的发生率也远远高于无高血压的糖尿病患者,且并发症的程度也严重得多。如果将糖尿病、高血压引起并发症的危险性各自定为1，那么，糖尿病合并高血压病患者的危害性不是1＋1等于2，而是远远大于2，甚至要大于4。

糖尿病合并高血压的症状有哪些

由于很多糖尿病患者的高血压症状并不明显，很难自己辨认出患有高血压。在平常生活当中很多糖尿病患者偶然体检或由于其他原因测血压时才知道自己有高血压，更有甚者直到发病时才发现，因此糖尿病患者要经常测量血压，以尽早发现高血压。高血压症状往往因人、因病期而异，其症状与血压升高程度并无一致的关系，这可能与高级神经功能失调有关。有些人血压不太高，症状却很多，而另一些患者血压虽然很高，但症状不明显，常见的症状有：

（1）头晕：头晕为高血压常见的症状。有些是一过性的，常在突然下蹲或起立时出现，有些是持续性的。头晕是患者的主要痛苦所在，其头部有持续性的沉闷不适感，严重的妨碍思考、影响工作，对周围事物失去兴趣，当出现高血压危象或椎-基底动脉供血不足时，可出现与内耳眩晕症相类似症状。

（2）头痛：头痛亦是高血压常见的症状，多为持续性钝痛或搏动性胀痛，甚至有炸裂样剧痛。常在早晨睡醒时发生、起床活动及饭后逐渐减轻。疼痛部位多在额部两旁的太阳穴和后脑勺。

（3）烦躁、心悸、失眠：高血压病患者性情多较急躁、遇事敏

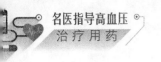

感,易激动。心悸、失眠较常见,失眠多为入睡困难或早醒、睡眠不实、噩梦纷纭、易惊醒,这与大脑皮质功能紊乱及自主神经功能失调有关。

(4) 注意力不集中,记忆力减退:这些症状早期多不明显,但随着病情发展而逐渐加重。因颇令人苦恼,故常成为促使患者就诊的原因之一。表现为注意力容易分散,近期记忆减退,常很难记住近期的事情,而对过去的事如童年时代的事情却记忆犹新。

(5) 肢体麻木:常见手指、足趾麻木或皮肤如蚁行感或项背肌肉紧张、酸痛。部分患者常感手指不灵活。一般经过适当治疗后可以好转,但若肢体麻木较顽固,持续时间长,而且固定出现于某一肢体,并伴有肢体乏力、抽筋、跳痛时,应及时到医院就诊,预防卒中发生。

(6) 出血:出血较少见,由于高血压可致动脉脑硬化,使血管弹性减退,脆性增加,故容易破裂出血。其中以鼻出血多见,其次是结膜出血、眼底出血、脑出血等,据统计,在大量鼻出血的患者中,大约80%患高血压。

综上所述,当患者出现莫名其妙的头晕、头痛或上述其他症状时,都要考虑是否患了高血压病,应及时测量血压。若已证实血压升高,则趁早治疗,坚持服药,避免病情进一步发展。

糖尿病合并高血压的治疗原则及控制目标是什么

糖尿病合并高血压后,既要控制血糖,也要控制血压,而控制血压的重要性绝不亚于控制血糖,尤其是已经有糖尿病肾病的患者,血压控制不仅可以降低大血管并发症,还可以显著减少微血管并发症,如糖尿病肾病、糖尿病视网膜病变、糖尿病周围神经病等。

糖尿病合并高血压病患者的降血糖与降血压治疗应该同时进行。但如果患者血糖控制尚理想,血压却经常在 160/100 mmHg 以上,或同时发现了肾脏、心脏等疾患,降血压就比降血糖显得更为紧迫一些。

那么,糖尿病合并高血压的患者应该如何控制血压呢?首先,糖尿病合并高血压的患者应该加强血压监测,统计资料表明,相当多的糖尿病患者尽管在服降压药,但高血压并未得到控制。因此,建议糖尿病合并高血压的患者在服降压药期间,应每星期检查血压一两次,以利及时调整降压药。其次,与单纯高血压病患者比较,糖尿病合并高血压病患者的血压控制水平要更严格,对于糖尿病病史较短、一般健康状况良好、无明显大血管病变且较为年轻的患者,血压控制目标为<130/80 mmHg;对于高龄(65 岁以上)、健康状况较差、已发生靶器官损害甚或伴严重冠心病患者,严格血压控制可能会因脏器血流灌注压不足而导致严重不良后果,在强调收缩压达标<130 mmHg 的同时避免过度降低舒张压<90 mmHg。合并慢性肾病目标血压<130/80 mmHg,如尿蛋白排泄量达到 1 g 每 24 小时,血压控制则应低于 125/75 mmHg。透析患者目标血压为 135/90 mmHg,妊娠糖尿病患者目标血压为 110~129/65~79 mmHg,以减少胎儿生长发育障碍风险。

总之,糖尿病合并高血压者选用降压药物时,应综合考虑药

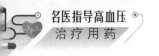
物的降压效果、对靶器官的保护作用以及可能对糖代谢产生的影响。既要把握总体原则,又要遵循个体化原则,根据每个糖尿病患者的具体病情,注重以改善不良生活方式为基础,酌情选用合适的降压药物,以使血压控制在目标水平,减少或延缓心脑血管事件、糖尿病微血管并发症的发生。同时也应加强血糖的监测,避免低血糖等不良反应的发生。

糖尿病合并高血压的一般治疗有哪些

高血压、糖尿病经常"狼狈为奸",不但使心、脑血管的损害"雪上加霜",而且特别容易伤害肾、眼等器官。患者除了坚持合理的药物治疗外,对饮食和运动等生活方式进行调整也非常重要。在饮食方面应该遵循"十条原则"。

(1) 热量摄入与消耗平衡。制订每天应摄取的总热量,科学计算,使摄入和消耗的热量达到平衡。

(2) 忌食糖果。这类患者应忌食蔗糖、葡萄糖、蜜糖及其制品。少食淀粉含量过高的蔬菜如土豆、白薯和山药等。

(3) 少吃高胆固醇食物。少吃蛋黄、动物的皮和肝脏等高胆固醇食物。

(4) 控制蛋白质摄入量,选择优质蛋白质。首先应限制蛋白质摄入量,血尿素氮升高者更需注意;其次,蛋白质的来源应以牛奶、瘦肉、鸡蛋、海产品等优质的动物蛋白质为主。

(5) 多吃富含纤维的食物。多吃纤维多的食物,如海带、紫菜等。食物纤维不被小肠消化吸收,但能带来饱食感,有助于减食,并能延缓糖和脂肪的吸收。可溶性食物纤维(谷物、麦片、豆类中含量较多)能吸附肠道内的胆固醇,有助于降低血糖和胆固醇水平。

(6) 选择低糖水果。如果血糖控制不好,可能造成水溶性维生素及矿物质的过量丢失,因此需要补充新鲜的含糖量低的水果蔬菜,如草莓、西红柿、黄瓜等。通常可在两餐之间或睡前1小时食用,也可选在饥饿时或体力活动之后。为了避免餐后血糖增高,一般不建议正餐前后吃水果。

(7) 少吃瓜子、花生。很多女性喜欢吃瓜子、花生等零食,这类食物都含有一定量碳水化合物,且脂肪含量高。

(8) 少食多餐。每顿少吃,多吃几顿,总量不变。这样的方法,可保证在餐后血糖不会升得太高。

(9) 注意晚餐时间。如果晚餐吃得太晚,饭后又缺乏适量的活动,那么食物中的热量来不及消耗就会转化成脂肪储存起来。因此,最好把晚饭时间安排在下午 18:30 至 19:30,这样就有时间在晚饭后进行适量的运动。

(10) 严格限盐。普通人每天钠盐的摄入量应控制在 6 g 以内,而高血压合并糖尿病患者则最高不应超过 3 g。

糖尿病合并高血压如何选择降压药物

(1) 将血压控制到一适当的水平,消除高血压带来的种种不适感,保证患者的生活质量。

(2) 对靶器官(心、脑、肾)有保护作用的降压药。高血压可引起心、脑、肾等靶器官的损害。糖尿病的慢性并发症也可导致心、脑、周围血管以及视网膜和肾脏病变,是导致患者致残、死亡的主要原因。所以,糖尿病伴高血压的患者,心、脑、肾等重要脏器同时受到多重打击,故应当选择对心、脑、肾等靶器官有确凿保护证据的药物。尽量减少高血压及糖尿病对心、脑、肾等重要器官的损害,争取逐渐逆转已经形成的损害。

(3) 在降压治疗的同时,要防治心、脑血管并发症的其他危险因素,如左心室肥厚、高脂血症、糖尿病、高胰岛素血症、胰岛素抵抗和肥胖等。

(4) 方案应尽量简便,能够长期坚持;且降压作用平稳、持久。一般应选用长效或缓释剂型,其优点在于降压作用温和,不易发生较大幅度的血压波动,而且这类药物可以减少心血管不良事件的发生。其次是服药方便,患者不易漏服药物。

(5) 坚持个体化,针对每个患者的具体情况做出方案。

(6) 提倡有病早治,无病早防,强调患者与医院、家庭要密切配合。高危人群及有阳性家族史的人群应定期体检,做到早发现、早诊断及早治疗。

(7) 低剂量开始,如血压未能达到控制目标,应根据服药情况增加该药的剂量。

(8) 如第一种药物无效或不能耐受,可换另一类降压药物;如果第一种药物疗效很差,应进行合理的联合用药,通常是加用小剂量的第二种降压药物,而不是加大第一种药物的剂量。

(9) 坚持长期、规则、按时服药及观察,切忌乱用药、随意增减剂量或擅自停药。一般睡觉前不宜用降压药[除夜间监测血压异常升高和(或)已用的降压药不能较平稳地控制血压外]。同时,糖尿病伴高血压病患者在选择合理药物治疗的同时,还要注意劳逸结合,合理膳食,平衡心态,适当锻炼身体。

常用的联合用药组合

　　根据美国糖尿病学会的建议,所有糖尿病患者的抗高血压药首选 ACEI 或 ARB。临床常用 ACEI 有培哚普利(雅施达)4 mg/片、雷米普利(瑞泰)5 mg/片,以及具有双通道排泄的贝那普利(洛汀新)10 mg/片和福辛普利(蒙诺)10 mg/片等。主要不良反应是干咳,罕见血管神经性水肿。ARB 代表药物有氯沙坦(科素亚)50 mg/片、缬沙坦(代文)80 mg/片、替米沙坦(美卡素)80 mg/片、厄贝沙坦(安博维)150 mg/片。较少引起咳嗽反应,尤其适用于不能耐受 ACEI 咳嗽等不良反应的患者。

　　目前高血压的治疗并不主张大剂量单一药物的应用,而是小剂量多种降压药物的联合使用,这样不仅可以发挥药物的协同降压作用,而且可以减少或避免不良反应的发生。对于糖尿病伴高血压的患者,常用的组合是:ACEI 或 ARB 联合用钙离子拮抗剂如氨氯地平缓释片(络活喜)、硝苯地平控释片(拜新同),小剂量利尿剂如氢氯噻嗪(双克),或 β 受体阻滞剂如美托洛尔(倍他乐克)。

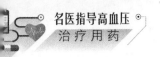
糖尿病合并高血压治疗过程中有哪些注意事项

由于有些降压药物对血糖或糖尿病并发症有影响。例如，ACEI 及 ARB 可增加胰岛素的敏感性，应用时要注意降血糖药物的剂量，尽量避免低血糖的发生；同时在合并有肾血管狭窄、肾脏功能障碍、高血钾的糖尿病患中者也应慎用。糖尿病患者用 β 受体阻滞剂时，血糖易升高，但该药在高血压、冠心病的治疗中具有不可低估的作用与地位；因此，在糖尿病伴高血压及冠心病的治疗中并非绝对禁用。需要注意的是在应用 β 受体阻滞剂时，会掩盖糖尿病患者的低血糖早期症状，患者感觉不到饥饿、心慌和出汗等，以致使低血糖不易被察觉，所以特别要加强血糖监测。利舍平、可乐定可以加重糖尿病患者的体位性低血压，前者还会加重男性糖尿病患者的勃起功能障碍；利尿剂双克可以使患者血脂、血糖升高。所以，糖尿病合并高血压的患者在应用上述降压药时应特别谨慎，以避免这些问题的出现。

为何肥胖者易患高血压

现代社会生活节奏快、工作压力大，平时应酬多、饮食油腻，再加上缺乏体育锻炼，人体内很容易发生脂肪堆积，引起肥胖。肥胖时体脂堆积、脂肪分布异常，由于腹内脂肪分解速度较其他部位快,因此腹部脂肪形成后可分解产生大量游离脂肪酸(free fatty acid, FFA)和甘油三酯,高水平的 FFA 抑制骨骼肌中胰岛素刺激的糖的利用和肌糖原的合成。随着 FFA 氧化和处理增加,脂肪内氧化也增加,且伴随糖氧化,糖储存的减少,使胰岛素介导的抑制肝糖异生受损,肝脏和骨骼肌对胰岛素的敏感性下降,胰岛素的灭活下降及分泌增多,最终导致胰岛素抵抗和高胰岛素血症。

现代观点认为,高血压不仅是血流动力学异常性疾病,同时也是代谢紊乱性疾病,尤其是胰岛素抵抗与原发性高血压的发生有着密切联系。目前认为在肥胖患者中,胰岛素抵抗下的高胰岛素血症主要通过两方面作用引起高血压:一方面胰岛素抵抗状态下血浆胰岛素水平增高,通过刺激中枢交感神经系统,加快心率,增加心输出量,而使血压升高;另一方面肥胖者肾脏内肾素-血管紧张素(RAS)系统活性增加,引起尿钠重吸收增加,血容量增加使血压升高。

高血压与高脂血症的相互关系是什么

随着经济的发展,人们的饮食习惯、生活方式发生了巨大的改变,人们很容易患上"富贵病"——高脂血症。大量研究资料表明许多高血压病患者伴有高脂血症,主要表现为血中游离脂肪酸和甘油三酯的含量较正常人显著增高,而高密度脂蛋白(high density lipoprotein, HDL)含量则较低。另一方面,许多

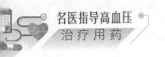
高脂血症也常合并高血压,两者常常同时存在。

研究表明,胰岛素抵抗是引发高脂血症和高血压病的共同危险因素,当胰岛素抵抗时,内脏脂肪对糖皮质激素和儿茶酚胺等脂分解激素敏感性增强,从而导致游离脂肪酸释放增加,增加的游离脂肪酸进入肝脏后形成甘油三酯使其含量显著增高,同时肝脏中肝脂肪酶在高胰岛素血症的情况下活性增强,使得HDL分解增加,浓度降低。同时,引起高脂血症的危险因素胰岛素抵抗与高血压病的发生和发展也密切相关。

目前认为胰岛素抵抗下的高胰岛素血症引起高血压可能有以下几种机制:①胰岛素促进肾小管主要是近曲小管对水钠的重吸收,导致水钠潴留以及外周循环容量增加,引起高血压。②胰岛素提高肾素-血管紧张素系统(RAS)以及交感神经系统的兴奋性,促进肾小管的重吸收,心输出量增多和外周血管阻力增加,且随儿茶酚胺分泌增加,可促进氨基酸的吸收和胆固醇进入血管平滑肌,直接或间接促进血管平滑肌增厚,以致血管狭窄,导致高血压。③胰岛素直接或间接通过胰岛素样生长因子刺激动脉壁平滑肌细胞增生或肥大,促进血管平滑肌细胞从血管中层向内膜迁移,使动脉内膜增厚、管壁硬化、管腔狭窄、血管重塑、阻力增加,发生高血压。④胰岛素影响细胞膜 Na^+,K^+-ATP酶及 Ca^{2+}-ATP酶的活性,引起细胞内高 Na^+,导致细胞水肿,平滑肌肿胀;并使得细胞内 Ca^{2+} 浓度增加,提高小动脉血管平滑肌对血管加压物质的反应,血管收缩增强,导致外周血管阻力增加,血压升高。⑤胰岛素导致动脉内皮细胞合成和分泌内皮素及一氧化氮失衡,且与胰岛素浓度呈正相关。内皮素是目前已知的最强的血管收缩剂,缩血管效应持久;一氧化氮是体内重要的舒血管物质,具有高效的舒张血管平滑肌的作用。胰岛素抵抗时,内皮素分泌增多,引起外周阻力增加,促进肾小管对水钠重吸收,还可促进平滑肌及心肌细胞增殖,引起心血管重塑,而一氧化氮则分泌减少,导致血管舒张作用丧失,两者共同作用使血压升高。反过来,高血压又可加重内皮损伤,使内皮细胞分泌内皮素与一氧化氮间更不平衡,加重高血压发展,形成恶性循环。

高血压可以通过三个环节促发和加重胰岛素抵抗、促进高脂血症的发生、发展:①高血压时交感神经兴奋性增加,局部儿茶酚胺浓度升高,使胰岛素水平升高;②高血压时肾脏对胰岛素的清除率下降,使胰岛素水平升高;③在高血压的个体,存在先天性或获得性血管结构异常,有影响胰岛素或底物向靶组织输送的潜在可能性。

高脂血症也可以从三个环节加重胰岛素抵抗、促进高血压的发生发展:①游离脂肪酸下调靶细胞膜上的胰岛素受体的数目和亲和力;②游离脂肪酸干扰胰岛素受体后的级联信号;③游离脂肪酸干扰糖脂代谢基因的表达,抑制胰岛素的敏感性。

总之,高血压病与高脂血症是独立但又关系密切的疾病,恰似"狼"与"狈"的关系。

高脂血症与高血压怎样对靶器官造成损害

高脂血症是导致动脉硬化的独立危险因素,心脏和脑部的

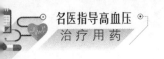

动脉硬化可导致冠心病、心绞痛、心肌梗死和脑血管意外等疾病。如果肾脏的毛细血管因硬化发生阻塞，可以引起肾功能衰竭，从而导致顽固性高血压和尿毒症；当血脂过高时，脂肪会在肝脏中堆积形成脂肪肝，长期加重可演变成肝硬化。

同时存在高血压和高脂血症对靶器官的危害更大，尤其是在心脏，更易引起冠心病心肌缺血。长期高血压可加重对动脉壁的压力，使血脂容易进入动脉壁，又因血管张力增加，使动脉内膜过度伸张，弹性纤维破裂，引起内膜损伤，促使形成冠状动脉粥样硬化。长期血脂异常，血脂容易沉积在血管壁上，形成动脉粥样硬化斑块，使管壁增厚、变硬，失去弹性，如累及冠状动脉，使管腔变窄缩小，可导致心肌供血不足。

高脂血症合并高血压怎么治疗

高血压和高脂血症同属冠心病的重要危险因素，两者并存时，冠心病的发病率远较一项者高，因此，两项并存时更应积极治疗。

高血压和高脂血症并存时的治疗，可以从以下几个方面入手。

(1) 加强生活和饮食管理，控制热量摄入，适当增加活动量。进食热量过多，多余的热量就以脂肪的形式储存在体内，使血脂和血压升高，所以，应以限制脂肪为主，主食每天 200～250 g，不吃甜食，可适当吃鱼、豆制品、禽类、蔬菜等，但每餐不可过多，不可暴食,晚餐要少吃。多吃富含钙、钾的食物,如香蕉、紫菜、海带、土豆、豆制品及菇类等,以促进体内钠盐的排泄、调整细胞内钠与钙的比值、降低血管的紧张性、维护动脉血管正常的舒缩反应、保护心脏。

适度运动,能加速体内脂肪分解,有利于冲刷血管壁上的沉积物,又可使血脂分解加速,从而防止高血压、高脂血症,延缓各脏器的衰老。所以,应坚持锻炼,但老年人应以散步、慢跑、打太极拳为主,不宜剧烈运动。

(2) 吃盐应适量。据报道,有学者发现高血压与盐敏感有关,部分盐敏感者有钠泵基因突变,这种突变呈显性遗传,由此揭示了世界上研究了 100 多年的关于吃盐多的地区高血压发病多,而有些人吃盐多却不发病的谜底,因此,对食盐敏感性高血压病患者来说,减盐非常重要,而非食盐敏感性高血压病患者,过度减盐可影响糖和脂肪代谢,一般每日食盐量掌握在 6 g 以下,对二者都不致产生明显影响。

(3) 戒烟限酒。烟酒对高血压和高脂血症均属促进因素,患者应立即戒烟,酒以不喝为好。

(4) 在使用降压药时,要考虑对脂质代谢的影响。临床研究证明,有的降压药物对脂质代谢可产生不良影响,从而成为动脉硬化的促进剂;所以应该选用既能降压又对脂质代谢无不良影响的降压药,如血管紧张素转换酶抑制剂、钙离子拮抗剂、α 受体阻滞剂。

(5) 对伴脂代谢异常者,在生活干预的基础上,可考虑适度调脂治疗。具体而言:①高血压伴血总胆固醇水平持续升高(总

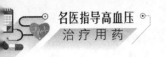

胆固醇≥6.2 mmol/L),考虑予以他汀类调脂治疗,治疗目标是总胆固醇<5.2 mmol/L;②高血压伴冠心病、糖尿病、缺血性卒中、周围血管病,血总胆固醇≥5.2 mmol/L,即开始他汀类调脂治疗,治疗目标总胆固醇<4.1 mmol/L;③高血压伴心肌梗死,缺血性心血管病＋糖尿病的,血总胆固醇≥4.1 mmol/L,即开始他汀类调脂治疗,治疗目标总胆固醇<3.1 mmol/L。

高脂血症合并高血压如何选择降压药物

高血压伴血脂异常时,原则上应该选用既能降压又不影响血脂代谢的降压药。

(1) 血管紧张素转换酶抑制剂(ACEI)和血管紧张素Ⅱ受体拮抗剂(ARB),长期使用对血脂等无不良影响,而且降压效果明显,有显著的保护心脏作用。常用的ACEI制剂:卡托普利(开博通),为短效制剂,口服每次 12.5 mg,每日 2~3 次;或贝那普利(洛汀新),为长效制剂,口服每次 10 mg,每日 1 次;或福辛普利(蒙诺),为长效制剂,适用于肝肾功能不良的患者,口服每次 10 mg,每日 1 次。ARB 适用于 ACEI 不能耐受的患者,常用的有氯沙坦(科素亚),每次 50 mg,每天一次,或缬沙坦(代文),每次 80 mg,每天一次。

(2) 钙离子拮抗剂(calcium channel blocker, CCB),通过复杂的机制,抑制细胞外钙离子进入细胞内,使细胞的收缩功能减弱,如心肌收缩力下降,血管扩张,从而导致血压下降。而且还能抑制血管中层的平滑肌细胞增殖,使钙在血管壁沉积减少,以及减少红细胞、白细胞和血小板在管壁的附着,进而起到抗动脉粥样硬化的作用。另外,此类药物对血脂及电解质影响小,对血流变有良好的影响,故也适用于高血压合并高脂血症的患者的治疗。常用制剂:如硝苯地平缓释片(拜新同),每次 30 mg,每日 1～2 次;或非洛地平缓释片(波依定),每次 10 mg,每日 1 次;或氨氯地平缓释片(络活喜),每次 5 mg,每日 1 次。

(3) α 受体阻滞剂有降低胆固醇、甘油三酯,升高血中高密度脂蛋白的良好作用,是治疗高血压合并高脂血症的理想药物。常用制剂:如哌唑嗪(脉宁平),每次 0.5 mg,首剂睡前服,以后每日 2～3 次;或特拉唑嗪(高特灵),首剂 1 mg,睡前服,以后每日 1 次,每次 2 mg。服药期间要注意防止体位性低血压,夜间入睡尽量避免起床,以防意外。

高脂血症合并高血压治疗过程中有哪些注意事项

首先,一定要重视有些降压药物可能会加重脂代谢紊乱。近年来,研究发现长期服用利尿剂和 β 受体阻滞剂可使血中总胆固醇、低密度脂蛋白和甘油三酯水平升高,使高密度脂蛋白降低;这些都是导致动脉粥样硬化的危险因素;所以,在同时合并有高脂血症的高血压病患者治疗时,应慎选利尿剂和 β 受体阻滞剂。

其次,在应用 α 受体阻滞剂时,少数患者会出现"首剂效应",

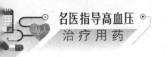

即首次用药时出现体位性低血压、晕厥、心慌等。治疗时应从小剂量开始,递增剂量,则可避免此类不良反应发生。

代谢综合征与高血压的关系怎样

2000 年,美国人口普查资料显示,24％的成年人(20～70 岁)患有代谢综合征,男性比女性患病率高,其中老年人和墨西哥人种的患病率更高,并预测代谢综合征的患病率会不断上升,而代谢综合征患者糖尿病易感率是正常人的 4 倍,心脑血管疾病易感率是正常人的 2 倍。在对上海 40 岁以上人群的调查表明,代谢综合征患病率达 13.06％, 60 岁以上人群达 25％。在中国 50 岁以上人群中,70％以上的人至少有一种代谢综合征的表现。

说起代谢综合征这个医学专用名词,可能有不少人会感到陌生。但要讲肥胖、糖尿病、血脂异常、高血压等多种代谢性疾病,多数人已比较熟悉。所谓代谢综合征是伴有胰岛素抵抗的一组疾病的积聚,而并非单一性疾病,主要包括中心性肥胖、糖尿量异常(糖耐量下降、糖尿病)、脂代谢紊乱、高血压等。目前研究认为,胰岛素抵抗、高胰岛素血症是滋生这些疾病的共同危险因素。

而代谢综合征中的中心性肥胖、糖尿量异常(糖耐量下降、糖尿病)、脂代谢紊乱又可进一步加重胰岛素抵抗,影响高血压的发生、发展。因此,现代观点认为,高血压不仅是血流动力学异常性疾病,同时也是代谢紊乱性疾病,仅关注高血压,忽视导致血压升高的诸多代谢危险因素,则难以在高血压的病因学和临床控制方面取得突破。

代谢综合征合并高血压的危害有哪些 ⊃

代谢综合征是以胰岛素抵抗为基础的多重危险因素聚集一身的综合征,其组成成分的任何一项(高血糖、血脂异常、肥胖、高血压)都会增加心脑血管疾病的危险性,同时合并多种异常时,比普通高血压病患者发生心脑血管疾病的危险性更大。合并高血糖、血脂异常的高血压病患者因心、脑血管事件死亡的概率是单纯高血压病患者的2~3倍;代谢综合征患者极易发生心肌梗死、脑血管意外以及周围血管疾病,加速肾脏病变和视网膜病变的发生和发展,病死率增加。因此,代谢综合征是埋藏在现代人体内最可怕的"定时炸弹"。甚至有学者将肥胖、高血糖、高血压、血脂异常并存的现象(代谢综合征)称为"死亡四重奏"。

代谢综合征的诊断标准有哪些 ⊃

中华医学会糖尿病分会制定的中国代谢综合征诊断标准,应具备以下4项中的3项或全部:

① 超重和(或)肥胖,体重指数(BMI)=体重/身高^2(kg/m^2)

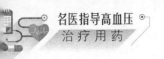
≥25。

②高血糖,空腹血糖≥6.1 mmol/L 和(或)餐后 2 小时血糖≥7.8 mmol/L 及(或)已被确认为糖尿病并治疗者。

③高血压,血压≥140/90 mmHg,和(或)已被确认为高血压并治疗者。

④血脂紊乱,空腹甘油三酯≥1.7 mmol/L 和(或)空腹血高密度脂蛋白≤0.9 mmol/L(男),或<1.0 mmol/L(女)。

代谢综合征合并高血压的治疗有哪些

代谢综合征是一个整体的疾病。对于高血压的患者来说,应该把血压控制在一定的水平,但有代谢综合征的患者,血压控制要比一般患者要求的更严格一些。对于普通的高血压病患者血压控制在 140/90 mmHg 以下就可以了,但是对代谢综合征的患者,他们的血压就要控制在 130/80 mmHg 以下。另外不能单独考虑控制血压的问题,还要考虑控制血脂,如果同时调脂,血压不但有进一步的下降,血脂也可以调节到正常水平,有利于减少患者大血管的病变。比如,患者有血脂异常和糖尿病,在控制血糖升高的同时,又调节血脂代谢的紊乱,确实能起到互助的作用,不但血糖能够控制,血脂的代谢紊乱也能够得到纠正。经临床验证,治疗高血压使用钙拮抗剂以后,动脉粥样硬化有所减轻,再合并他汀类降脂药物,效果更好。总的来说要注重全面的治疗。

高血压与肾脏疾病有什么关系

  肾脏病与高血压是两种完全不同的疾病,但是他们之间关系非常密切,相辅相成,只要它们当中有任何一方治疗和控制不力,都有可能造成恶性循环。令人担忧的是,在中国这两种病都是常见的高发病,高血压的发病率占人口总数的10%以上,约1.6亿人;而慢性肾病的发病率占人口总数的8%～9%。

  肾脏是血压调节的重要器官,同时又是高血压损害的主要靶器官之一。长期高血压可以导致肾小球发生不同程度的硬化,同时随着年龄的增长,肾小球硬化也会加重。高血压一旦对肾脏造成损害,又可以因肾脏对体液平衡调节以及血管活性物质等代谢障碍,加剧了高血压的严重程度,造成肾损害与高血压之间的恶性循环,并进一步导致心脑血管病。

  临床上,90%的肾功能衰竭患者合并有高血压,原发性高血压可以导致肾小动脉硬化,肾功能损害;另一方面在各种原发或继发性肾实质性疾病中,包括各种肾小球肾炎、糖尿病肾病、红斑狼疮肾炎、梗阻性肾病等,出现肾性高血压者可达80%～90%,是继发性高血压的主要原因。

  高血压病患者在肾脏损伤初期,大多没有明显不适,仅会有轻度的蛋白尿,需要通过一些特殊检查才能诊断,因而早期往往被忽视。随着病情进展和肾功能逐渐减退,会出现肾性高血压。如果病情迅速恶化,头痛便成为突出症状,还常伴有恶心、呕吐、

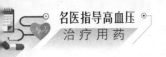

食欲下降、心脏扩大、心力衰竭、视力模糊甚至失明及神经系统异常等症状。但是能及时到肾病科治疗的高血压病患者很少，多数患者对于高血压伴随的肾损害也知之甚少，在吃降压药的过程中即使血压控制未达标也不到医院调整治疗方案，待到出现慢性肾功能衰竭时，已失去了最佳的治疗时机。

肾脏病与高血压的相互影响有哪些

1. 高血压是肾脏病的重要因素

人有两个肾脏，在腰部左右侧。肾脏在人体的功能相当于一个"环保卫士"，也就是说它能把人体内有毒的东西通过尿液排出去。动脉血从肾动脉进入到肾脏，经过功能单位——肾小球(肾小球像筛子一样)把毒素通过筛子漏出去，随着尿液排出，而干净的血液汇集到肾静脉，回到身体里，通过心脏流到身体各处。这时毒素已经被排出，血液相对比较干净，尿液里主要含有肾脏排出的各种废物及多余的水。正常的血液都是通过肾小球的入球小动脉进入肾脏，在"筛子"里滤除毒素，然后再从出球小动脉出去。

高血压病患者肾小球的滤过压力增大，导致肾小球内的压力也增高。这就好比一个筛子滤过一侧的压力增高，滤过的东西就会增多。所以患上高血压后很容易出现蛋白尿，因为蛋白在通过"筛子"时被增高的压力滤出，漏到了尿液里。时间长了，这个"筛子"本身也发生了一些变化，这就是我们常说的肾小球动脉硬化。尿微量白蛋白升高,不仅代表肾脏的病变,同时还提示出现了全身血管的病变,伴有尿微量白蛋白升高的患者心脏病和卒中的风险明显升高。

高血压肾病其本质就是肾脏细小动脉的硬化,造成蛋白尿,以后还会发展成肾功能不全,肾功能不全到最严重的阶段就是尿毒症了。

2. 肾脏病也是高血压的病因

高血压是肾脏病的病因,它常常是引起尿毒症的一个重要原因。反过来,肾脏病也是高血压的重要病因,它们两者是互为因果的。

肾脏病会引起高血压的原因和机制有很多,其机制有两种:一是肾素分泌增加,造成血管收缩;二是水钠潴留造成血容量过多。

肾素是肾脏独有的,只有肾脏能分泌它,它的主要作用是让血管收缩,血管一收缩血压就升高了。肾脏疾病时,比如肾脏缺氧、肾有炎症、肾脏瘢痕化等,都会造成肾素分泌增加。肾脏担任体内"环保卫士"的职责,多余的代谢产物和水都是由它排出去的,现在它生病了,水和钠排不出去,容量就会过多。大家都知道,患了肾脏病会水肿,这就是容量过多最常见的表现,另外一个表现就是高血压。

随着肾功能损害加重,高血压的出现率、严重程度和难治程度也加重。无论何种病因所致的肾脏损害,控制高血压对于防止肾脏病变的持续进展和继发的心血管并发症都起十分关键的作用。

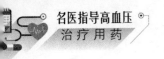
肾脏病合并高血压的治疗原则及控制目标是什么

高血压是肾脏疾病常见的临床表现。常见肾脏病引起的高血压包括肾血管性高血压和肾实质性高血压,在病因和发病机理中存在着明显的差异,其预后也有不同。肾血管性高血压有可能应用手术方法治愈,一般早中期治疗效果较好。肾实质性高血压可见于急性肾炎、慢性肾炎、狼疮性肾炎,以及各种原因引起的肾功能衰竭期,可选用抗高血压药物,在控制血压的同时减缓肾功能恶化。

肾病合并高血压病患者,除药物治疗外,注意改善生活方式、消除不利于心理及身体健康的行为及习惯,也是血压控制成败的一个关键。

选择抗高血压药物降压治疗应同时具备保护肾脏的作用。高血压病患者肾病无论是不是发展到了肾功能不全阶段,在选用降压药时都应该以无肾毒性药物为准,如果能够起到保护肾脏功能的药更好。

肾脏疾病(包括糖尿病肾病)应严格控制血压(＜130/80 mmHg),当尿蛋白＞1 g/d 时,血压目标应＜125/75 mmHg;并尽可能将尿蛋白降至正常。透析患者目标血压为 135/90 mmHg。一般需用一种以上,甚至三种药物方能使血压控制达标。

肾脏病合并高血压的一般治疗有哪些

肾病合并高血压病患者,除药物治疗外,注意改善生活方式,消除不利于心理及身体健康的行为及习惯,是血压控制成败的一个关键,具体措施如适度运动、减肥、合理膳食、调整不健康的生活习惯等。可参阅之前糖尿病、高脂血症合并高血压的治疗。

肾脏病合并高血压如何选择降压药物

高血压可对肾脏造成损害,而肾脏损害又可促使此类患者已经升高的血压变得更高,高血压与肾脏之间形成的这种恶性循环的关系,最终可使患者发生肾功能衰竭。

因此,肾脏病合并高血压病患者,尤其是血清肌酐已经高于正常值且出现蛋白尿的患者,必须选用具有肾脏以及其他靶器官保护作用的降压药,应遵循以下几项基本原则。

(1) 首选 ACEI、ARB 类药物:这两类药都是对肾脏有保护作用的降压药,可以降低肾小球内的压力,减轻肾脏的工作量,还有抗炎、抗纤维化的作用,也能保护肾脏,减缓肾脏发展成为尿毒症速度。其使用原则是早期、少量、长期、联用。临床常用ACEI 有培哚普利(雅施达)4 mg/片、雷米普利(瑞泰)5 mg/片,

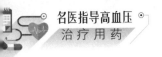

以及具有双通道排泄的贝那普利(洛汀新)10 mg/片和福辛普利(蒙诺)10 mg/片等,主要不良反应是干咳,罕见的有血管神经性水肿。ARB代表药物有氯沙坦(科素亚)50 mg/片、缬沙坦(代文)80 mg/片、替米沙坦(美卡素)80 mg/片、厄贝沙坦(安博维)150 mg/片,较少引起咳嗽反应,尤其适用于不能耐受 ACEI 咳嗽等不良反应的患者。在使用这两大类药物时,应密切观察患者血清的肌酐和血钾变化。

(2) 联合用药:肾病患者高血压较普通患者顽固,对于此类患者。联合用药不仅能减少每种药的药量,不良反应也会相对减少,甚至会抵消。通常选用钙拮抗剂如氨氯地平缓释片(络活喜)、硝苯地平控释片(拜新同),小剂量利尿剂如氢氯噻嗪(双克)、呋塞米(速尿),β受体阻滞剂如美托洛尔(倍他乐克),与ACEI、ARB类联合应用。但当血肌酐>2 mg/dl 时,推荐用袢利尿剂。

(3) 应逐渐增加用药品种和剂量,避免使血压过急地下降,同时注意观察在血压下降时肾功能的变化。

肾脏病合并高血压的治疗过程中有哪些注意事项

由于独特的肾脏保护作用,血管紧张素转换酶抑制剂/血管紧张素Ⅱ受体拮抗剂(ACEI/ARB)在肾脏病合并高血压病患者的治疗中占据着主导地位,但使用过程中也会出现血肌酐迅速升高,进一步导致生命危险。所以在使用这两大类药物时,应密切随访血肌酐水平,如血肌酐较基础升高低于30％,可谨慎使用或减量;如升高超过30％,可考虑停药。

高血压合并心脑血管疾病的发病情况怎样

据世界心脏联盟的统计,全球每死亡3个人中就有1人是死于心血管疾病,全球每年因心脏病和脑卒中死亡的人数高达1 750万人。目前在中国,心脑血管病是发病率、致残率和病死率最高的疾病,每12秒就有1人因脑卒中或心肌梗死而倒下。在北京地区,心血管病和脑卒中的发病率都呈明显上升的趋势,到2006年,心脑血管疾病占到居民总死亡原因的44％。而高血压是引起心脑血管疾病的首要危险因素,中国现已有1亿名高血压病患者,并以每年新增300万的速度递增;控制高血压、减缓心脑血管疾病的发生发展刻不容缓。

高血压致心血管疾病的原因如何

高血压是心血管疾病的重要病因和危险因素,长期的高血压使冠状动脉发生粥样硬化、冠状动脉狭窄,使供应心肌的血液减少,导致冠心病,或称缺血性心脏病。此外,血压长期升高,往往使心脏的结构和功能发生改变,引起左心室肥厚、扩张,最终可导致心力衰竭,这是心血管疾病死亡的重要原因之一。

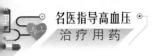

研究表明,在任何年龄、任何性别的人群中,血压稳定升高或不稳定升高都会造成冠心病发病的风险增加。收缩压在 140~149 mmHg 时,冠心病发病的危险比<120 mmHg 者增高 40%,比 120~139 mmHg 者增高 1.3 倍。同时,血压升高还会增加发生心力衰竭的风险。有高血压病史的人发生心力衰竭的危险比没有高血压病史者高 6 倍。

为何高血压病患者易得冠心病

高血压与冠心病都是严重危害人体健康的多发病、常见病,两者不仅关系密切,而且最容易同时并存。医疗部门的相关统计资料显示,在冠心病患者当中,大约有 70% 的人患有高血压病,高血压病患者发生冠心病的是无高血压病患者的 4 倍多。

高血压病研究表明:收缩压每增高 10 mmHg,一年患心肌梗死或冠心病猝死的危险增加 28%。而舒张压每增加 5 mmHg,则此种危险增加 24%。

高血压对心脏血管的损害主要是冠状动脉血管,长期的高血压使冠状动脉发生粥样硬化,冠状动脉内膜因脂质浸润沉积,局部形成粥样或纤维粥样斑块,造成冠状动脉管腔狭窄,使供应心肌的血液减少,称之为冠心病,或称缺血性心脏病;严重者还可引起冠状动脉管腔堵塞或血栓形成,造成心肌缺血、坏死,发生心绞痛、心肌梗死,甚至猝死。因此,高血压是冠心病最主要的危险因素之一。

高血压合并冠心病的治疗原则和控制目标是什么

冠心病是冠状动脉粥样硬化性心脏病的简称。它是由于供应心脏营养物质的血管——冠状动脉发生了粥样硬化所致。临床上主要表现心绞痛、心律失常、心力衰竭,严重时发生急性心肌梗死或突然死亡(猝死)。心绞痛的发作是由于心肌短暂缺血缺氧所引起的,通常有冠状动脉血流绝对减少或心肌耗氧量突然增加两种情况,可以在休息时发生,但更多的是在心脏因各种原因负担加重,冠状动脉血流不能满足心脏需要时发生。当心绞痛发作时,往往伴有高血压、心率加快,而治疗心绞痛即在于减少心肌的耗氧量,降低血管阻力,减慢心率,改善心肌缺血,终止心绞痛发作。所以,治疗高血压的机制与治疗冠心病的机制相同,两者并不矛盾。

高血压合并冠心病的患者分为 5 个阶段:高血压合并高冠心病风险,高血压合并慢性稳定性心绞痛;高血压合并急性冠脉综合征或非 S-T 段抬高的急性心肌梗死(non-ST segment elevation myocardial infarction, NSTEMI),高血压合并 ST 段抬高的急性心肌梗死(ST segment elevation myocardial infarction, STEMI),高血压合并缺血性心脏病所导致的心力衰竭。

在各阶段的治疗中,有三个核心原则:

(1) 降压治疗的目标为 140/90 mmHg。

(2) 舒张压(diastolic blood pressure, DBP)不应降得太低,

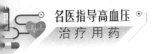
不宜低于 60 mmHg。

(3) 对于高血压合并冠心病的患者,降压治疗应缓慢进行。

高血压合并冠心病的一般治疗有哪些

在高血压合并各种冠心病的患者中,同样首先要注意生活方式的改变,平日注意少盐少脂多运动,戒烟限酒减压力。

1. 保证合理膳食

(1) 限制盐的摄入量:每日应逐渐减至 6 g 以下,即普通啤酒盖去掉胶垫后,一平盖食盐约为 6 g。这个量指的是食盐量,包括烹调用盐及其他食物中所含钠折合成食盐的总量。适当地减少钠盐的摄入有助于降低血压,减少体内的钠水潴留。

(2) 限制脂肪摄入:少吃肥肉、动物内脏、肉汤、油炸食品、糕点以及甜食,烹调时尽可能选用植物油如橄榄油、玉米油等,以清蒸、炖煮、凉拌烹饪为宜,避免煎炸、熏烤、腌制食品。可多吃海鱼,海鱼含有丰富的不饱和脂肪酸,能降低血浆胆固醇、延长血小板的凝聚、抑制血栓形成。

(3) 适量摄入蛋白质:高血压病患者每日蛋白质的量以每千克体重 1 g 为宜,每周吃 2～3 次鱼类蛋白质,可改善血管弹性和通透性,增加尿钠排出,从而降低血压。如高血压合并肾功能不全时,应限制蛋白质的摄入。

(4) 多吃含钾、钙丰富而含钠低的食品:如香蕉、土豆、茄子、海带、莴苣;少吃肉汤类,因为肉汤中含氮浸出物增加,会促进体内尿酸增加,加重心、肝、肾脏的负担。

（5）多吃新鲜蔬菜、水果:如芹菜、冬瓜、茄子、番茄、大蒜、洋葱、蘑菇、香菇、腐竹、菠菜、银耳、海带、黑木耳等。

（6）适当增加海产品摄入:如海带、紫菜、海产鱼等。

2. 减肥

有效控制体重,最有效的方法是节制饮食,适当运动健身。

3. 戒烟

烟中含有尼古丁,能刺激心脏,使心跳加快、血管收缩、血压升高。

4. 限酒

大量饮酒,尤其是烈性酒,可使血压升高,有些患者即使饮酒后当时血压不高,但过后几天仍可呈现血压高于平常。

5. 增加体力活动

适当的体育锻炼可增强体质,减肥和维持正常体重,可采用慢跑、快步、游泳、骑自行车、体操等形式的体力活动,每次活动一般以 30～60 分钟为宜,但强度不宜过大。

6. 注意心理,社会因素

应注意劳逸结合,保持心情舒畅,避免情绪大起大落。

高血压合并冠心病如何选用降压药物

在高血压合并各种冠心病的患者中,应当选择既能降压,又能改善心肌缺血,同时还能减少总体病死率低降压药。其中 β 受

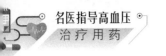
体阻滞剂、血管紧张素转换酶抑制剂/血管紧张素Ⅱ受体拮抗剂（ACEI/ARB）与钙离子拮抗剂（CCB），具有不可替代的作用。具体几类药物介绍如下。

（1）β受体阻滞剂：除降压作用外，可减慢心率、降低心肌氧耗而缓解冠心病心绞痛发作，还可防止心梗后心脏结构变化引起的心功能不全，可有效预防心源性猝死和再梗死的发生，从而可降低心肌梗死后患者的病死率。临床常用的如美托洛尔（倍他乐克）每日服2次，每次12.5～25 mg，比索洛尔（康忻）每日服1～2次，每次2.5～5 mg等。

（2）钙离子拮抗剂：用于高血压伴有冠状动脉痉挛的变异性心绞痛者效果好。最好使用长效钙离子拮抗剂，避免使用短效制剂。常用的有氨氯地平缓释片（络活喜）5 mg/片、硝苯地平控释片（拜新同）30 mg/片、非洛地平（波依定）5 mg/片等，每日服1～2次，不良反应包括潮红、踝部水肿和便秘。

（3）血管紧张素转换酶抑制剂（ACEI）：ACEI既可降压，又可改善心功能，长期应用可逆转高血压造成的左心室肥厚，而后者是导致心衰，心肌缺血，严重心律失常，甚至猝死的高危因素。临床常用有培哚普利（雅施达）4 mg/片、雷米普利（瑞泰）5 mg/片，以及具有双通道排泄的贝那普利（洛汀新）10 mg/片和福辛普利（蒙诺）10 mg/片等，主要不良反应是干咳，罕见的有血管神经性水肿。

（4）血管紧张素Ⅱ受体拮抗剂（ARB）：阻断血管紧张素Ⅱ的生成，延缓血管肥厚和动脉粥样硬化，消退左心室肥厚。代表药物有氯沙坦（科素亚）50 mg/片、缬沙坦（代文）80 mg/片、替米沙坦(美卡素)80 mg/片、厄贝沙坦(安博维)150 mg/片,该药最大优点是咳嗽等不良反应较少,尤其适用于不能耐受 ACEI 咳嗽等不良反应的患者。

高血压合并冠心病治疗过程中有哪些注意事项

利尿剂因可使30%高血压病患者血钾降低,易引起室性心律失常,使冠心病的猝死人数增加,且可引起血糖、血脂代谢紊乱,加速动脉粥样硬化,故一般情况下不作一线用药。

β受体阻滞剂有减缓房室传导以及收缩支气管平滑肌的作用,对心动过缓、Ⅱ至Ⅲ度房室传导阻滞以及呼吸道阻塞性疾病的患者应避免使用。

ACEI 主要不良反应是干咳、高钾血症、血肌酐水平升高等,最为罕见的不良反应是致死性血管性水肿。故双侧肾动脉狭窄者、严重肾功能损害和高钾血症患者应禁用该药,有肾功能损害者使用该药时应谨慎。

高血压与心力衰竭有什么关系

心力衰竭(心衰)是各种心脏病的严重阶段和最终结局。国内外大量研究表明,有高血压病史者发生心衰的危险比无高血压病史者高6倍,高血压病程越长,血压控制越差,出现心力衰竭

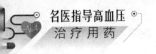

的危险性越大。

　　心脏最重要的功能是泵血。心脏收缩时心肌细胞缩短、心室容积缩小、心腔内压力升高，当压力超过主动脉压时主动脉瓣打开，血液进入主动脉，并经主动脉及其分支流向全身。一方面，当高血压长期存在时，动脉压升高，心脏要达到和原来一样的泵血效果必须加强收缩，使心腔内部压力升得更高，以超过主动脉压而完成泵血。这就增加了左心室的负担，久而久之，这种高强度负荷使心脏的结构和功能发生改变，导致左心室代偿性肥厚、扩大，最终出现充血性心力衰竭。另一方面，高血压是导致冠心病心肌梗死的最重要因素，急性心肌梗死后，由于大量心肌细胞坏死，导致心脏扩大，心脏收缩力和泵血功能显著减退，进而发生心力衰竭。因此，高血压是引起心力衰竭最主要病因。

哪些高血压病患者最可能发生心力衰竭

　　(1) 病程长、血压控制不良的高血压病患者，发生心力衰竭的危险性明显增加。血压控制差的患者，心脏长期处于超负荷工作状态，随着病程的延长，最终将发生心力衰竭。

　　(2) 同时有吸烟、酗酒等不良习惯的高血压病患者。饮酒对心脏供血产生极大影响，易导致心肌缺血、收缩功能减退，发生心力衰竭。

　　(3) 伴有不良生活习惯和多种心血管高危因素的高血压病患者，如缺少运动、体形肥胖、高脂血症，糖尿病等，心力衰竭危险性明显增加。

（4）伴有冠心病的高血压病患者，发生心力衰竭的危险性大大增加，因为缺血心肌对血压增高的代偿能力有限，因此，发生心力衰竭的可能性也大大增加。

高血压合并心力衰竭的治疗原则和控制目标是什么

国外心脏研究中心调查心衰患者中，91％在发生心衰之前有高血压，而积极控制高血压可使高血压心衰的发生率降低55％，同时病死率也降低。因此，积极防治高血压对于降低心衰的发生率和病死率具有十分重要的意义。治疗高血压、心力衰竭的主要目的是控制动脉血压，减轻心室过度的压力负担；减轻心衰时过重的容量负荷；增加心排出量、减少脏器瘀血、改善冠状动脉供血以及心脏收缩和舒张功能。合并左心衰竭者的高血压病患者应将血压降至＜120/80 mmHg。

高血压合并心力衰竭的一般治疗有哪些

为延缓心衰的发展，高血压心力衰竭患者，除控制血压、治疗心衰外，还应积极纠正患者伴随的其他心血管危险因素：如改善血脂、血糖异常；戒烟；限制饮酒；改善生活方式，进行有规

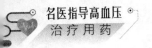
律的运动等。

治疗高血压合并心力衰竭的药物有哪些

　　高血压合并心力衰竭的治疗最好使用既能有效的降压,又能治疗心衰的降压药。目前认为治疗高血压合并慢性收缩性心力衰竭的最适合药物有:血管紧张素转换酶抑制剂/血管紧张素Ⅱ受体拮抗剂(ACEI/ARB),β受体阻滞剂,醛固酮拮抗剂,袢利尿剂。心衰症状轻者用 ACEI 和 β 受体阻滞剂;而心衰症状重者可将 ACEI/ARB、β受体阻滞剂和醛固酮拮抗剂或与袢利尿剂合用。具体而言。

　　(1) 血管紧张素转换酶抑制剂(ACEI):既能降压又能有效地减少高血压病患者左室肥厚的发生,逆转已经发生的左室肥厚,改善心脏收缩和舒张功能。目前认为是治疗高血压伴心衰的首选药物,且需长期应用,除非有禁忌证或不能耐受。临床常用有培哚普利(雅施达)4 mg/片、雷米普利(瑞泰)5 mg/片,以及具有双通道排泄的贝那普利(洛汀新)10 mg/片和福辛普利(蒙诺)10 mg/片等,主要不良反应是干咳,罕见的有血管神经性水肿。

　　(2) 血管紧张素Ⅱ受体拮抗剂(ARB):阻断血管紧张素Ⅱ的生成,也能逆转已经发生的左室肥厚,改善心脏收缩和舒张功能。代表药物有氯沙坦(科素亚)50 mg/片、缬沙坦(代文)80 mg/片、替米沙坦(美卡素)80 mg/片、厄贝沙坦(安博维)150 mg/片,该类药最大优点是咳嗽等不良反应较少,尤其适用于不能耐受 ACEI

咳嗽等不良反应的患者。

（3）β受体阻滞剂：纠正交感神经支配不均引起的室壁局部异常运动,恢复舒缩协调性,改善心肌充盈与顺应性,抑制交感神经介导血管收缩、肾素-血管紧张素—醛固酮释放和继发效应,降低心肌耗氧,减少细胞外重塑及心肌纤维化。能降低慢性心衰的病死率和心血管事件的发生率。临床常用的如美托洛尔（倍他乐克）每日服 2 次,每次 12.5～25 mg,比索洛尔（康忻）每日服 1～2 次,每次 2.5～5 mg 等。

（4）利尿剂：可使血容量减少,减轻心脏负担,改善心功能,以往是治疗高血压合并心力衰竭的常用药物。但国内外大规模临床试验证实,除螺内酯（安体舒通）外,利尿剂长期使用并不改善心衰患者病死率,目前仅在心衰症状加重有体液潴留时选用袢利尿剂如呋塞米（速尿）。

高血压合并心力衰竭治疗过程中有哪些注意事项

β受体阻滞剂应从小剂量开始,逐渐缓慢加至目标量。

钙离子拮抗剂对心衰患者无益,如因高血压或心绞痛而必需应用钙离子拮抗剂时,可选用长效制剂,如氨氯地平缓释片或硝苯地平控释片。

地高辛为正性肌力药,可迅速改善心衰症状,但大规模临床试验证实地高辛不能降低病死率,故除非有其他适应证（如心房颤动伴快速心室率）,否则不推荐应用于心衰早期或舒张功能不

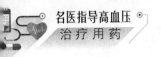
全的心衰患者。

单纯的血管扩张剂如硝酸甘油、硝酸异山梨酯(消心痛)由于激活神经内分泌而使心衰恶化并增加病死率,因而早已被排除在心衰常规治疗之外。而在国内,单纯的血管扩张剂特别是硝酸制剂还作为主要用药,普遍地、长期地应用于慢性心衰患者。由于缺乏治疗心衰有效的证据,硝酸制剂又极易产生耐药性,因而不宜用于慢性心衰的长期治疗,仅仅用作短期(3～5 天)对症治疗以缓解症状。

高血压致脑血管疾病的原因有哪些

高血压是脑血管疾病的重要病因和危险因素,科学研究表明,收缩压每升高 10 mmHg,脑卒中发病的相对风险将增高 49%;舒张压每增加 5 mmHg,脑卒中的发病风险将增高 46%。长期的高血压促使脑动脉粥样硬化,可并发脑血栓的形成,引起脑组织缺血、梗死。血压长期升高,容易使脑血管发生缺血与变性,形成脑动脉瘤,一旦破裂即发生脑出血,一般病死率较高,即使是幸存者也遗留偏瘫或失语等后遗症。

高血压与脑卒中(中风)的关系怎样

脑卒中又称中风,是急性脑血管病的统称,分为缺血性脑卒中和出血性脑卒中两大类,其中缺血性脑卒中主要包括两种类型:①短暂性脑缺血发作(transient ischemic attack,TIA)又称一过性脑缺血,俗称"小中风",指颈动脉系统或椎-基底动脉系统发生短暂性(一过性)供血不足,导致供血区的脑组织一过性缺血而出现局灶性神经功能障碍,出现相应的症状和体征。②脑梗死,包括脑血栓形成和脑血栓栓塞,指人脑的动脉血管由于某些原因发生堵塞,血流中断,使该血管支配的脑组织失去血流供应而坏死并产生相应的临床症状与体征,如偏瘫、偏身感觉障碍、偏盲、失语等。出血性脑卒中主要是脑出血,指脑动脉血管由于某种原因破裂出血,血液流入到脑组织中形成血肿,同时造成脑组织的坏死,也可产生如偏瘫、偏身感觉障碍、偏盲、失语等症状和体征。

高血压与脑卒中的关系已为不少流行病学研究所证实。无论是什么原因导致的,无论发生在任何年龄和性别,高血压都是引起脑卒中最重要的"独立"危险因素。86%的中风是由高血压引起。一旦发病,轻者丧失正常生活能力,留下严重后遗症,重者丧失生命。研究发现,有高血压的人比没有高血压的人,脑卒中的危险增加3~6倍;收缩压从120 mmHg升高到140 mmHg,脑卒中危险增高3倍;单纯收缩压从140 mmHg升高到159 mmHg,脑卒中危险增加40%。可以这么说,高血压是原因,卒中是结果,血压与卒中的发病率和病死率成正比。

高血压会使血管的张力增大,也就是将血管"绷紧",时间长了,血管壁的弹性纤维就会断裂,引起血管壁的损伤,同时血液中的脂肪物质也就容易渗透到血管壁内膜中,这些都会使脑动

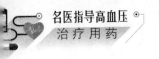
脉失去弹性,动脉内膜受到损伤,造成脑动脉硬化,动脉变硬、变脆,管腔变狭。而脑动脉的外膜和中层本身就比身体其他部位动脉的外膜和中层要薄。在脑动脉发生病变的基础上,当患者的血压突然升高,就有发生脑出血的可能;如果患者的血压突然下降,就会发生脑血栓。

高血压对于脑卒中而言又是可干预的危险因素。不论什么性质的高血压,也不论使用什么手段或药物,也不论在高血压的什么阶段进行治疗,只要能使血压恢复至正常,并且坚持治疗2～3年,就会使脑卒中的风险降低40%。患者得了高血压不治疗,或者断断续续地治疗,导致血压没有好好控制,都容易引起卒中。所以防治高血压病是预防脑卒中的关键。

高血压与脑出血的关系怎样

急性脑卒中分为出血性卒中和缺血性卒中两大类。在出血性卒中中,脑出血最为多见,约占95%;由蛛网膜下隙出血仅占5%。高血压病所致者占脑出血的比例高达80%;可见高血压是引起脑出血最常见、最重要的危险因素,是导致出血性卒中的罪魁祸首。

高血压病对脑血管的作用,可以通过不同的机制,最常见的机制是直接作用于直径50～200 μm 的小动脉,如大脑前动脉、大脑中动脉,导致这些小动脉发生透明脂肪样变、微梗死、微动脉瘤等;也可通过机械刺激损及直径大于200微米的动脉内皮细胞,最后导致动脉粥样硬化。一旦遇到血压骤然升高,粥样硬化的管壁及微小动脉瘤就会发生破裂,血液流到脑组织中,便形成了脑出血。

大量研究证实,高血压病与脑出血的关系极为密切。高血压病引起脑出血,明显高于合并脑梗死。随着血压幅度的升高,脑出血的可能性会明显增大。除血压增高的因素外,情绪激动、精神紧张、大量饮酒、过度疲劳、用力过猛、气候突然变化等,均可诱发脑出血。因此,特别提醒高血压病患者,要时刻提防脑出血的发生,而预防脑出血的关键,首要的是积极治疗高血压,严格控制高血压。

高血压病患者如何预防脑血管疾病的发生

由于脑卒中的发生大多没有征兆,突如其来,并且脑卒中是目前最难以治疗的一种疾病之一,即使应用目前最先进、完善的治疗手段,仍可有70%以上的幸存者生活不能完全自理,所以提前预防是控制卒中的最重要方法。对于脑卒中必须要从源头上予以控制,要在其发病以前就采取手段,而且越早越好。

在日常生活中,只需要掌握简单的几个步骤,就可以很好地对高血压和脑卒中起到一定的预防作用,当然最重要的是您必须长期坚持健康良好的生活方式。

(1)稳定血压:血压过高、过低都可导致脑卒中,有高血压的患者,一定要在医生的指导下服用降压药,理想的降血压目标应

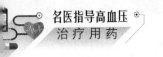

该是收缩压控制在 140 mmHg 以下,舒张压控制在 90 mmHg 以下。应当避免使用大剂量降压药物在短时间内大幅度降压,一般在 2～3 个月内使血压降到标准状态。

(2) 降血脂:高血压合并血脂增高更易发生脑卒中,在降压的同时选用降血脂药物。

(3) 戒烟、少饮酒,不饮烈性酒。

(4) 防止血栓形成:血小板聚集,血栓形成是发生脑卒中的病理因素。高血压病患者要用抗血小板聚集药物防止血栓形成。

(5) 科学合理饮食:三餐均衡,食不过饱。限盐减糖,多吃新鲜水果和蔬菜。

(6) 生活规律:合理安排作息,保证充分的睡眠时间;保持乐观愉快的心情,避免过度紧张、疲劳、情绪激动;注意经常锻炼身体。

(7) 积极有效地控制糖尿病是预防脑卒中的重要环节。

(8) 讲求精神心理卫生:要心胸开朗,外事豁达,学会自我排解,学会超脱。

(9) 多饮水、畅大便:平时要养成多饮水习惯,特别是睡前和晨起时,饮 1～2 杯温开水有益健康。要保持大便通畅。大便秘结会使腹压增高,导致血压升高;用力排便易诱发脑卒中。

(10) 重视发病先兆:约有 70% 的脑卒中患者病前有先兆症状,主要有:突然剧烈头痛、天旋地转;突然手脚无力、四肢麻木、说话不清;突然神志不清,晕厥;情绪突变,或暴躁,或淡漠;常打哈欠、嗜睡;频频呕吐或呃逆等。有上述症状者,应及早就医。

高血压合并脑血管疾病的治疗策略是什么

1. 缺血性卒中的血压调控和药物选择

缺血性脑卒中约占脑卒中的 85%。脑血栓发生 6 小时以后，梗死灶中心区域缺血坏死已难以恢复；但其周围缺血区或水肿区，经过适当治疗，其功能是可以恢复的，病理上叫"半暗带"，是急性期抢救的重点。恢复的关键是及早改善供血、供氧、供能，维持适当的血压。一般认为不应将血压降得过低。有研究认为，血压过高过低都会导致脑缺血损伤加重。血压没有超过 160/100 mmHg，则不给降压药，血压超过此水平，可给降压药使收缩压维持在 140～160 mmHg 左右，舒张压维持在 90～100 mmHg 较好。可选用钙离子拮抗剂、血管紧张素转换酶抑制剂、血管紧张素 II 受体拮抗剂或血管扩张剂。

2. 出血性卒中的降压策略

出血性卒中常有一个血压先升后降的自然过程，早期血压升高常是机体自我调节的表现，有利于脑灌注。如果急于降压，势必影响脑血供应，带来更大的危险，甚至继发脑梗死，影响脑、心、肾的功能。一般认为，出血性脑卒中当血压超过 220/120 mmHg 时，应进行紧急降压治疗。但降压不宜太快，应使血压逐步降至 160/100 mmHg。

选择降压药时必须考虑全身特别是脑的情况，既能增加脑血流又不增加颅内压。较理想的药物为钙离子拮抗剂和血管紧张素

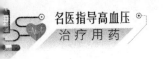

转换酶抑制剂(ACEI),或者是硝普钠、硝酸甘油、乌拉地尔等。

3. 脑卒中恢复期和后遗症期的血压控制

脑卒中易于复发或再发,是影响患者预后的重要因素。脑卒中再发率极高,中国再发比例为 27％,其中出血性脑卒中年复发率为 4％, 75％为再出血。

研究表明,非急性期适当降压治疗可防止脑卒中复发。此期将血压控制到什么程度,应根据年龄、原来血压水平、靶器官受损程度、对药物的反应等决定。一般在保证脑供血前提下,将血压降到尽量接近目标值。原有高血压的患者目标值＜140/90 mmHg,原来无高血压的患者应将血压降至＜120/80 mmHg,并应坚持长期用药。

应选既有良好降压效果又有扩张脑血管作用的降压药。其中,ACEI 类降压药较好。国际降压治疗预防脑卒中再发研究中,选用 ACEI＋利尿剂取得良好效果,使脑卒中再发率降低 28％,总血管事件发生率减少 26％。中国脑血管病后抗高血压治疗研究表明,使用具有利尿和轻度扩血管作用的吲达帕胺,提供了利尿剂可预防脑卒中再发的证据。某些钙离子拮抗剂如尼莫地平可扩张脑血管、增加脑血流,效果也不错。β受体阻滞剂不能增加脑血流量,故一般不用。

高血压与高尿酸血症如何相互影响

高血压病患者的血尿酸水平常高于正常人。据统计,约有

25％未经治疗的患者伴有高尿酸血症。约50％用噻嗪类利尿剂治疗的高血压病患者以及75％恶性高血压病患者也患有高尿酸血症。

与血压一样,人的血尿酸水平随着年龄的增长呈升高的趋势,且变化受遗传、饮食、体重、性别、种族及生活方式等多种因素影响。人体内的尿酸主要有两个来源:小部分从富含核蛋白的食物中分解而来;大部分则由体内氨基酸、磷酸核糖、其他小分子化合物合成及核酸分解代谢中产生。体内2/3的尿酸经尿道排出,1/3的尿酸由肠道排出或在肠道内被细菌分解。

高尿酸血症是由于长期嘌呤代谢障碍而引起的一种代谢性疾病,主要与尿酸生成增多或尿酸排出减少有关。当血尿酸超过390 $\mu mol/L$ 时,即可被诊断为高尿酸血症。只是此时患者不一定会出现明显的临床症状,一旦高尿酸血症持续时间较长,或血尿酸达到480～540 $\mu mol/L$,患者就可出现痛风。在临床上,痛风患者主要表现为急性关节炎反复发作,进而转为慢性关节炎,严重的还可出现关节畸形和功能障碍、皮下痛风结节、尿酸性肾病及肾结石等。一般来说,长期的高尿酸血症,在一些诱因的作用下(进食动物内脏等高嘌呤食物、酗酒、受凉、外伤、手术、感染、过度疲劳、精神紧张、使用利尿剂等),即可引起痛风的急性发作。

那么,高血压病患者为什么容易伴有高尿酸血症呢?这是因为:①高血压常伴随肾血流下降,可导致近曲小管尿酸重吸收增加;②高血压引起微血管病变,局部组织缺血,乳酸生成增多,可竞争性抑制肾小管排泄尿酸;同时局部组织缺血又造成尿酸合成增加;③应用利尿剂降压药治疗,血容量减少,促进肾小管

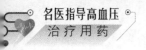

对尿酸重吸收而致血尿酸升高;④高血压伴有的肥胖、胰岛素抵抗,亦可导致尿酸增加。

高尿酸血症又可通过多重机制导致高血压:①减少一氧化氮的合成;②上调肾素水平;③损伤肾小管,致入球动脉病损。

高血压伴高尿酸血症的一般治疗是什么

高血压合并痛风患者一般治疗中最重要的当属饮食控制。应进食低嘌呤或无嘌呤饮食,避免进食含嘌呤量(嘌呤可在人体内代谢成尿酸)高的食物如动物的内脏、鱼虾类、肉类等。

其次要戒烟、戒酒,改善生活方式,进行有规律的运动等。

高血压伴高尿酸血症怎样进行药物治疗

由于高血压伴高尿酸血症患者的高尿酸血症和高血压对肾脏均有损害。因此,高血压合并高尿酸血症的患者在选用降压药时,应使用对肾脏有保护作用的药物。如血管紧张素转换酶抑制剂、血管紧张素Ⅱ受体拮抗剂(ACEI/ARB)等。有报道称,氯沙坦是目前唯一的一种既能降低血压又能降低血尿酸水平的ARB。

高血压合并高尿酸血症或痛风患者,除积极消除诱发痛风发作的各种因素,还应针对痛风进行治疗。目前,常用的有抑制尿酸生成的药物别嘌醇和促进尿酸排泄的药物苯溴马隆。如何使用可根据患者肾脏功能及 24 小时尿酸排出量来决定,如每日排出尿酸量＜600 mg 且肾功能良好者,可使用促进尿酸排泄药;而肾功能减退及每日排出尿酸量＞600 mg 者,已达到尿酸最大排出量,使用促进尿酸排泄药已无意义,可选用抑制尿酸生成药。患者在服用促进尿酸排泄药期间,应多饮水,并应同时服用碳酸氢钠等碱性药,以防尿酸盐在泌尿道沉积,形成结石。在痛风性关节炎的急性发作期,应适当服用秋水仙碱,以减轻局部的炎症反应。

高血压伴高尿酸血症治疗过程中有哪些注意事项

　　部分降压药物如噻嗪类利尿剂、含噻嗪类利尿剂的复方制剂以及水杨酸类药物(阿司匹林等)可抑制尿酸排泄。对于高血压合并高尿酸血症患者不宜使用,以免加重高尿酸血症甚至痛风发作。

高血压患者的生活保健

患了高血压在生活中要注意些什么

生活中的任何活动,日常起居的每个细节,都可以影响血压,因此高血压病患者及家人应该了解一些日常生活常识,从小事开始,平稳控制血压。

首先要有充足的睡眠,环境要安静;其次要戒烟、控制盐分;第三饮食要清淡,保持体重正常;第四要适当运动锻炼;第五保持乐观开朗的心态;第六生活要有规律,劳逸结合;第七要定期体检,掌握自己的身体情况;第八要坚持用药,平稳降压,因人而异。

患了高血压可以工作吗

一般来说,多数高血压病患者是可以参加工作的,但要注意工作方法,要注意劳逸结合,合理安排工作与生活。

长期观察研究表明,低危高血压病患者大多能胜任工作,不影响劳动力。中危高血压病患者,若无心脑肾等器官的并发症,可以进行一般性工作,如不超过中等强度的体力劳动,但应注意劳逸结合,避免过度劳累。有条件的话,每天安排午睡。高危高血压病患者、并发靶器官损害者、劳动力下降,应结合具体情况适当休息。

有些职业如潜水员、飞行员、高温作业、高空作业等体力劳动对高血压病患者是不适宜的。另外,对于高血压病患者来说,在工作中不要过于紧张;持续紧张的工作之后,可以闭上眼睛打个盹,或者做5～6次深呼吸;长时间的开会中途可以暂时离开会场休息一下。总之要做到劳逸结合。

高血压病患者如何安排睡眠

血压在一天之中会不断变化,最低的时候是在睡眠时。每天充足的睡眠,对于稳定白天的血压也很重要,睡眠不足会让血压很难降下来。那高血压病患者应该如何合理安排好自己的休息和睡眠时间呢以下有几点建议。

(1) 中午小睡:有研究表明,人体除了夜晚外,白天也需要睡眠,适当的午睡,有助于消除疲劳,恢复脑力和体力,以便为下午的活动养精蓄锐。当然,午睡也是有讲究的,一般不宜午饭后立即就去睡,饭后应先休息15～20分钟再入睡;午睡时间不宜超过40分钟,以免影响正常的睡眠节律。

(2) 晚上睡前活动要有度:在晚饭后至睡眠前这段时间,高血压病患者要避免活动过于剧烈,情绪不宜过于激动,可以进行一些有利于提高睡眠的活动,如写字、下棋等,但最好限制时间,

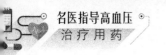

一般不宜超过 2 小时。在活动中同时要学会控制自己的情绪,避免情绪激动。

(3) 好的睡姿:人的睡姿多种多样,什么样的睡姿最有益于睡眠呢? 从睡眠卫生的要求来说,以双腿屈曲朝右侧卧的睡姿最合适,这样的睡姿可以使全身肌肉放松,有利于肌肉组织休息、消除疲劳,不会使心脏受压。当然,仰卧对血液循环也是有利的。俯卧一般是不提倡的,因为俯卧时压迫胸部、影响呼吸,使心肺工作量增加,不利于健康。

另外在睡前不宜吃得太饱;睡前可以用温水泡脚并且进行足部按摩,这样有利于促进血液循环,有助于睡眠。

高血压病患者哪些动作最好避免做

在日常生活中,对于高血压病患者来说,适宜的运动有益于降低和稳定血压,促进身体健康,但需要注意的是有些运动是不适宜的。除高强度的剧烈运动外,高血压病患者尽量避免做下蹲起立运动、快速摇头或跳跃等动作,这类运动有引起脑血管意外的危险。高血压病患者可以进行散步、体操、太极拳等低强度的运动,但运动时间也不宜太长,以在运动中和运动后无明显疲劳不适感为好。

另外,高血压病患者最好别趴在床上看书看电视。由于长时间趴着,会压迫腹部肌肉,影响深呼吸,同时加上腹部受压和腹肌收缩,容易导致血压骤升而发生意外。

高血压病患者为什么起床别太快

有调查显示,卒中(中风)容易发生于清晨,最危险时刻是醒来的"一刹那"。但这"一刹那"是可以预防的,方法就是:每当你苏醒时,不要先动身,在床上先躺数分钟,活动一下头部、颈部和四肢,随后缓缓起身下床。这样可以使肢体肌肉和血管平滑肌尽快恢复张力,同时可以适应起床时体味变化引起的不适。

患高血压病和心脏病的老年人,无论是夜间下床上厕所,还是清晨下床,都不能动作过快过猛。因为刚醒时,思维处于朦胧状态,血液黏稠,体位变化导致脑部急性缺氧缺血,容易跌倒。患高血压病的老年人一醒来就快速起床下床,是很危险的。有报道称,发生卒中(中风)的老人,有 25% 左右发生在这"一刹那"。所以,老年人或本身患心脏病的人,睡后起床时切勿动作"过猛"。以免发生意外。

高血压病患者饮水注意事项有哪些

水是人体必不可少的营养成分,对于高血压病患者来说,在喝水时要注意一些细节。

首先,每次喝水不要太多。如果一次喝太多水的话,水分会快速进入血液,使血压升高。喝水最好采取少量多次的方法,在

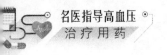

睡前半小时、半夜醒来、清晨起床后最好喝一些白开水。

其次，最好喝白开水，同时水温不要过热或是过凉。

第三，喝水时要注意补充矿物质。矿泉水含有丰富的矿物质，茶水中的矿物质含量也很丰富，但最好喝淡茶，浓茶含咖啡因较多，不适合饮用。

高血压病患者站立时间为什么不能过长

当人由平躺转向站立时，由于地心引力的作用，由心脏排出的血量每分钟要减少30％～40％，为了适应这一急剧的变化，动脉血管会反射性的发生收缩、变窄，使其容量与心排出量接近。但心脏的反应是由一定限度的，如果一昼夜站立的时间超过16小时，动脉血管的这种反应就会加大心脏负荷，当这种反应机制长期存在并发生失控时，就会引起高血压。对于高血压病患者来说，每天既要有一定的运动量，也要保证一定时间的静坐和平卧休息。高血压病患者每天站立时间不要超过16小时，休息时可以躺下，坐着时可以把双腿抬高，以增加回心血量，每次15～20分钟，这对长期从事站立或行走工作的高血压病患者很有好处。

哪些是高血压病患者适宜居住的环境

良好的居住环境可以提高机体各系统的生理功能，那么，高血压病患者居住大环境应该怎样呢?

首先,需要一个安静的环境。噪声会使心跳加快,血管收缩,血压升高。因此,生活在一个宁静的环境中,会使人心情舒畅,这对消除精神紧张,平稳血压是有利的。

第二,需要一个适宜的环境温度。当环境温度过高时,会影响人的体温调节功能,因散热不良而引起体温升高,血管舒张。而温度过低时,会使人体代谢功能下降,脉搏和呼吸减慢,皮下小血管收缩。研究表明,老年人的居室温度以 16～24 ℃为宜。

第三,室内光线要充足、柔和,要有合理的照明;避免使用红色、橙色、紫色等刺激性灯光;室内要有良好的通风。

第四,居室要适当绿化,床铺要舒适,枕头要柔软,被褥要避免太重、太厚。

高血压病患者看电视需要注意什么

有研究表明,电视机在工作时,其显像管会发射一种电子束,对人体健康有一定影响,尤其对血压影响更大。连续看电视超过 5 小时,不论是健康人还是高血压病患者,都会使血压升高,而对于高血压病患者来说,这种升压反应可持续 10～15 小时。因此,不论是健康人还是高血压病患者,在看电视时均要注意以下这些问题。

首先,每次持续看电视的时间不宜太长,一般不超过 2 小时。中途可以稍事休息,适当活动。

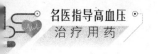
第二,看电视时避免电视画面"跳跃""闪烁"。

第三,看电视时,室内光线不要太暗。

第四,避免看惊恐、悲伤的情节。

高血压病患者上厕所要注意什么

厕所里容易发生心肌梗死、脑卒中(中风),其中便秘是一个危险因素,但不便秘的人也不能马虎,原因在于厕所环境。高血压病患者在上厕所时要注意以下一些问题。

(1) 保持厕所温度和坐便器温暖:血压对气温的变化非常敏感。人体感到寒冷后,末梢血管收缩会引起血压升高,而血压急速上升可引发脑卒中和心肌梗死,因此在冬天,最好在厕所也添加保暖设施,使厕所温度保持在18~20℃,或者将坐便器用布包一下或使用马桶坐垫,避免直接坐在冰冷的便座上。在上完厕所后,尽可能用温水洗手。高龄高血压病患者可以在卧室里放一个简易便盆,这样夜间就可以不用去卫生间了。

(2) 排便时不要用力过度:无论血压正常与否,排便时用力都会使血压迅速升高,并且接着血压又会迅速下降,然后又上升,在短时间内血压会反复变化。因此,如果排便时用力过度,血压的变化会激烈,很容易引起大脑、心脏发生问题。所以要避免便秘,在上厕所时尽量不要太用力。

(3) 不要憋尿:有尿意却憋着,会使装满尿液的膀胱鼓胀,使膀胱壁处于紧张状态,会引起血压升高,而为了使血压下降,毛细血管就会扩张。可一旦排尿,解除了膀胱膨胀状态,血压下降,但是此时毛细血管仍旧扩张,这会引起排尿后血压迅速下降,严重时会致人晕厥。因此有尿意不可过分忍耐。

(4) 老年人最好不要蹲着大便:因为蹲着大便,不仅比用坐便器费劲,还会使用力之初的体内血压上升更明显,并会使胸腔内压急剧上升。另外,男性高血压病患者最好也坐着小便,因为坐着小便时血压的变化小。还要养成睡前排尿的习惯,这样可以避免夜间小便。

高血压病患者洗澡时要注意哪些

正确的洗澡方法可以促进新陈代谢、血液循环。对于高血压病患者来说,在洗澡时要有个安全的洗澡方法,避免洗澡时发生意外。

(1) 洗澡时间安排:洗澡时间在晚饭前或是饭后 2 小时为好。饭后 1 小时由于血液集中于胃肠处,流向脑部的血液较少。而洗澡时,由于热水浸泡,会引起血管舒张,导致血压下降,如果饭后立马洗澡,容易引起脑卒中(中风)。另外,在酒后或者过度疲劳时不适宜洗澡。

(2) 洗澡水温度不要过热或过冷:过热的洗澡水会使血压升高、血液黏稠。洗澡水温超过 42 ℃时,能使高血压病患者血管收缩,血压急剧升高,这样会对心脏和血管造成严重的负担。洗热水澡时,体内的水分变成汗液排出,血黏度增高,容易堵塞

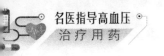

血管。另外,洗澡水的温度也不可以过冷,冷水浴亦会使血压急剧升高。对于高血压病患者来说,适宜的洗澡水温度为,夏季 35 ℃,冬季 40 ℃,且不适宜冷水浴。

(3) 洗澡前宜喝杯水:洗澡时会出汗,使水分流失,导致血液黏稠,容易发生心肌梗死、脑卒中,因此高血压病患者洗澡前宜喝杯水。

(4) 避免使用深浴缸:深浴缸如果装满水后与喉部齐平,心脏承受一定的水压,会对高血压病患者形成负担。对于高血压病患者来说,最理想的就是半身浴,即使想浸泡得深点,也顶多到胸部至肩部的位置,不要到下巴。

(5) 避免温差过大:高血压病患者洗澡时要注意浴室、浴缸的温度差,特别是在冬天,温差太大,容易引起血压升高。可以先预热浴室,如事先打开淋浴或将浴缸放满水,或者在浴室安装取暖设备,这些都是给浴室升温的好办法。

高血压病患者旅行时要注意什么

随着生活水平的提高,人们外出旅游、度假的机会也日益增多,对于高血压病患者来说,是可以和正常人一样外出观光旅游的。旅行可以增进身心健康,但是由于环境、气候、饮水及饮食的不同,常常会出现一些意外状况,为保证旅游时身体健康,避免疾病,要注意以下事项。

(1) 制订合理的旅行计划:在外出旅行时要避免严格的日

程安排,在旅行中要避免过度劳累,不要为了要观光尽量多的地方而拼命地奔波。在旅行中要劳逸结合,还要保证充足的睡眠。

(2)携带常用药物:除携带平时服用的药物之外,如降压药、糖尿病药等,还应该备有感冒、止泻药物,若有晕车,还应带上晕车药。

(3)坚持服药:高血压病患者外出旅行时应该坚持服用降压药,一般应选用长效制剂,短效药物是不适宜的。

(4)不宜参加高刺激性运动:高血压病患者不能参与高度刺激性的娱乐设施,如过山车、蹦极等,这些刺激性的娱乐设施会造成精神紧张、交感神经高度兴奋,从而容易导致血压骤升和心脑血管意外的发生。

(5)合理饮食:注意饮食卫生,少吃泡面,多吃蔬菜、水果,防止便秘。

(6)防止受凉感冒:尤其老年人,机体免疫力及抵抗力下降,应该随着气候变化增减衣服。

(7)其他:外出时可以携带一张自制卡片,卡片上写明自己的个人健康情况,在紧急情况下可以给他人提供你的个人资料。

高血压病患者坐飞机时有什么讲究

飞机起降时由于重力的变化、舱内气压、气流以及体位变化、空间狭小等会对人体产生一系列影响。对于高血压病患者

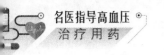
来说,如果血压控制不理想或准备工作做得不好,在坐飞机时心脑血管意外的发生率会有所增加。

高血压病患者在乘机前,随身携带一些降压药物和急救药品是必需的。登机前,为避免情绪紧张,可以酌情服用一点镇静剂。在飞行途中,如果感觉不舒服,出现头痛、眩晕、恶心、呕吐、心前区不适时,需迅速向乘务人员报告,寻求帮助。

恶性高血压、妊娠高血压综合征患者是严禁坐飞机的,容易发生危险。

高血压病患者可以泡温泉吗

泡温泉有很多好处,既可以促进全身的血液循环,温泉中的各种微量元素还有养颜美容、镇痛解乏等作用。但对于高血压病患者来说,是不是可以无所顾忌地泡温泉呢?

温泉的温度较高,容易使人大量出汗、心跳加快,使心脏耗氧量增加。同时,由于泡温泉时人体温度升高,出水后温度下降,一热一冷,短时间内容易引起血管扩张和收缩,这些对于高血压病患者来说容易诱发心脑血管意外。因此,对于高血压和心脑血管疾病患者,泡温泉要慎重,病情不稳定者最好不要泡温泉。对于病情稳定并且不是很严重的患者,可以选择温度适当的温泉,进入温泉前可先用热水浇一下身体以适应温泉温度,再慢慢入水,但是泡的时间也不宜过长。

高血压病患者为何不宜激动或发怒

　　发怒是一种较为常见的情绪,对高血压病患者危害极大。人在愤怒时,由于交感神经的作用,导致心跳加速,外周血管阻力增加,舒张压明显上升。多次反复便会导致高血压和冠心病。如果原来就有高血压病和冠心病,则病情会加重。可以说,发怒是诱发高血压、冠心病、胃溃疡的重要原因。因此,在日常生活中,要学会用平常心对待每件事情,提高自控能力,控制自己的情绪,逐渐调节平衡心态,让怒气远离自己。

高血压病患者如何调节情绪

　　良好的情绪是人体健康长寿的重要因素之一。研究表明,高血压与精神情绪有着密切的关系,不良情绪不仅是高血压发生的重要因素,同时还影响高血压病患者的治疗和康复。因此,高血压病患者在日常生活中,要保持乐观开朗的情绪,让高血压"不战而退"。那如何保持乐观开朗的情绪呢可以试试下面的方法:第一,对任何事物保持一定的兴趣;第二,清心寡欲,凡事看开点;第三,拥有良好的人际关系;第四,及时宣泄不良情绪。有了不良情绪,可以找亲人、朋友倾诉,或者参加轻松愉快的业余活动转移注意力,及时释放压力,不要让不良情绪影响你。情绪调节关键还是在于自我调节。

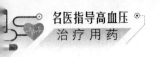

高血压病患者为什么不要听刺激性音乐

血压是根据自主神经的活动进行调节的,交感神经活跃时,血压上升;副交感神经活跃时,血压下降。而听音乐能够使副交感神经作用处于上风。比如,早晚上下班如果感到压力较大或在工作中遇到不顺心的事情时,可以听一听音乐,可以赶走急躁的情绪。但是如果高血压病患者长时间听高节奏、高强度的音乐,如摇滚乐等,就会使耳内末梢神经紧张,出现微循环障碍,使人体血液循环失调,致使血压升高。因此,高血压病患者不适宜听刺激性音乐,而应选择比较柔和的音乐,同时尽量少用耳机听音乐。

高血压病患者性生活有哪些注意点

我们知道,性生活不仅是一种中等体力活动,也是一种精神兴奋、情绪激昂的情感活动。性交时,呼吸会加快,心跳会加速,血压会升高。研究表明,性交时收缩压可上升 30~60 mmHg,舒张压可上升 20~40 mmHg。房事结束后,升高的血压逐渐下降,恢复正常。对于高血压病患者,由于平时基础血压较高,性生活时血压会上升更高,心脏负担会增加。尤其是伴有冠心病的老年患者或心功能不全者,可诱发心绞痛、心肌梗死或猝死、脑卒中(中风)等。

既然高血压病患者过性生活有危险,那是不是不能进行性生活呢? 一般来说,轻度高血压病患者,性交时血压虽有所增高,但性交后可很快恢复至先前水平,因此引起心、脑、肾等急症的可能性很小。中度高血压病患者,一般血压比较稳定,并伴有轻度心、脑、肾等并发症,必须在药物保护下有节制地过性生活。重度高血压病患者,有明显的头痛、胸闷、心前区不适及肾功能减退等并发症,性生活时可能诱发心、脑血管意外,所以应暂停性生活,经过药物治疗之后,再咨询医生是否可以恢复性生活。

在不违背上述原则的情况下,性生活次数不宜过多(一般每1~2周1次为宜),而且过性生活时情绪不宜过分激动,时间不宜持续太久。切忌在饥饿、疲劳、饭后、酒后、紧张时进行。若在性交时出现胸痛、胸闷、心慌、气急等现象时,应立即停止性交,切不可勉强为之。平静躺下,喝几口茶水。有条件的话,可以自测血压,根据血压水平可服用短效高血压药物。如情况不缓解,应及时到医院治疗,以免发生意外。如在性生活的时候突然出现动作停止、意识模糊或肢体不能活动自如,常常是脑血管意外的表现,应立即送至医院抢救。

高血压病患者冬天如何防寒

人的血压会受到各种条件的影响,还会随着季节变动,一般

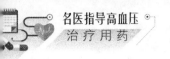
从春天到夏天,血压较低并且平稳,秋天到冬天血压会升高。血压正常的人也有这样的变化,但高血压病患者,血压波动幅度更大。冬天血压上升的原因之一就是皮肤受到寒冷刺激,引起交感神经兴奋,导致血压升高。同时寒冷还会使得毛细血管收缩,加大血管阻力,从而促使血压上升。寒冷的环境中,血液也变得更易凝结,所以冬天有更多的脑溢血、心肌梗死发作。另外,开着暖气的室内与屋外温差很大,会引起血压大幅波动。所以在冬天,要全面做好防寒措施,让危险远离自己。

(1) 防寒的首选是暖气(或者空调),保持室温在 20 ℃左右是最理想的。

(2) 在冬天洗澡时,要注意避免浴室与卧室有太大的温度差,不要洗得时间过长,洗澡后要补充水分。

(3) 用热水洗脸,避免用冰冷的自来水,避免血压升高。

(4) 因为冬天室内外有很大的温差,因此外出时,要注意身体的防寒保温,除了多穿衣服外,还要戴上手套、帽子,围好围巾。

(5) 在冬天,散步等运动要注意避开清晨和夜晚这样的寒冷时间段,在白天或傍晚就可以。如果天气不好,在室内做做伸展运动也是不错的选择。

高血压病患者夏天要注意什么

冬天的寒冷会刺激血压上升,易引起心肌梗死、脑卒中等疾病,那是不是夏天就可以放心了呢其实即使到了夏天,这些心脑血管疾病也不可以忽视的。要避免并发心脑血管疾病,在夏天要注意以下一些细节。

(1)夏天要注意补水。炎炎夏日,出汗多,但是许多高血压病患者并没有意识到要多补充水分,往往感到口渴时才喝水。对于高血压病患者来说,这是很危险的。在夏季,不管是不是口渴都要及时补充水分以防止脱水,但是建议喝白开水,而不是含糖饮料或碳酸饮料。

(2)不冲凉水澡、不喝次饮。高温季节,冲凉水澡、饮冷藏饮料是很多人的选择。但是,对于患有高血压、糖尿病、高血脂或其他心脑血管疾病的人来说,凉水、冷饮、空调等都可成为诱发脑卒中(中风)的隐患。在夏天,建议高血压病患者洗澡水温度为35℃左右,并且减少冷冻饮料的摄入,从炎热的室外回到室内,不要马上对着空调的冷风吹,同时空调的温度不宜设得太低。

(3)清淡饮食。高血压病患者夏季饮食要清淡,并且要摄入含钾高的新鲜蔬菜、水果及豆类制品。

(4)适当运动。高血压病患者夏季也要运动一下,但要根据自己的病情、身体状况以及天气情况来决定自己是否运动和如何运动。

(5)适当调整降压药物。一年中血压变化在夏季最低,因此,高血压病患者在夏天应该根据血压情况,在医生的指导下适当调整降压药物,避免血压过低,诱发心脑血管疾病发作。

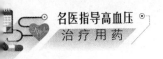
高血压病患者如何自我管理

（1）被确诊为高血压的患者，首先要对高血压有一个正确的态度，一方面不要轻视它，但也不要被它吓倒而产生悲观情绪，不要"有病乱投医"，也不要"讳疾忌医"，应与医生积极配合，在医生指导下进行正规治疗。

（2）在治疗期间要按时用药、定期体检。

（3）定期测量血压，1～2周至少测量1次，如果条件允许，可以自备血压计及学会自己测量血压。

（4）注意劳逸结合，注意饮食、适当运动，保持情绪稳定，有充足的睡眠，在日常生活中注意自我情绪调节。